フロリデーション・ファクツ 2018

科学的根拠に基づく水道水フロリデーション

一般社団法人　日本口腔衛生学会フッ化物応用委員会　編

一般財団法人　口腔保健協会

献　呈

フロリデーション・ファクツ 2018 年版を高名な研究者，立派な教育者，人々を鼓舞する良き指導者で，しかも精力的な水道水フロリデーションの唱道者であるアーネスト・ニューブラン先生（Dr. Ernest Newbrun）に捧げます.

フロリデーション・ファクツについて

　フロリデーション・ファクツには，水道水フロリデーションに関してよくある「質問」と「答」をまとめています. 本書に掲載した多くの質問は，水道水フロリデーションに反対する少数者が投げかけた「作り話」と「思い違い」から成っています. フロリデーション・ファクツに掲載した質問に対する「答」は，一般的に容認され，査読制度のある専門雑誌掲載論文引用による科学的な根拠に基づいています. これらの内容は水道水フロリデーション実施決定の際に，政策立案者と国民を支援するものとなります.

　また，これらの「答」は本書に掲載した 400 を超える文献をはじめとする，多数の信頼性の高い科学論文によって支持されています. 意志決定者のみなさんが一般的に容認され，査読評価を受けた科学からなる本書に基づいて健全なる選択を行われるように期待します.

謝辞

　本書は，米国歯科医師会（American Dental Association : ADA）のアクセス予防利用支援評議会（Council on Advocacy for Access and Prevention : CAAP）に設置された米国フロリデーション諮問委員会（National Fluoridation Advisory Committee : NFAC）により作成されました. 本書の編集に参画した米国フロリデーション諮問委員会（NFAC）の委員は，ヴァレリエ ペッコ 議長 Valerie Peckosh, DMD, chair；ロバート クロフォード Robert Crawford, DDS；ジェイ クマー Jay Kumar, DDS, MPH；スティーヴン レヴィ Steven Levy, DDS, MPH；E. アンジェラ マルティネス ミアー Angeles Martinez Mier, DDS, MSD, PhD；ハワード ポリック Howard Pollick, BDS, MPH；ブリタニー セイモー Brittany Seymour, DDS, MPH とレオン スタニスラー Leon Stanislav, DDS. で構成されています.

　2018 年版のフロリデーション・ファクツの編集に貢献した主要なスタッフは以下の通りです. ジェン S. マッキンレー Jane S. McGinley RDH, MBA, フロリデーションと予防分野担当マネージャー；シャロン R. クロー Sharon (Sharee) R. Clough, RDH, MS Ed, 予防保健活動分野マネージャーとカルロス ジョーンズ Carlos Jones, 歯科保健活動分野コーディネーター. その他の重要なスタッフとしては，ポール オコーナー Paul O'Connor, 上級立法連絡官，州政府事務局が貢献しました. さらに，法律上の再調査は，ウェンディ J. ウィル Wendy J. Wils, Esq., 代理法務責任者，法律部門により行われ，本書の展望に重要な役割を果たしました.

注釈：

この出版物は，これまで水道水フロリデーションに関して出版された科学論文を基に，よく聞かれる質問に答える形でデザインされています. 広範囲に及ぶフロリデーションと，フッ化物に関する文献の包括的レビューになることを意図したものではありません. 読者は，これらの質問をより良く理解するために，資料や引用された文献やその後に続く出版物に対して自ら批評し吟味をしなくてはなりません.

まとめ

- 水道水フロリデーションは，う蝕予防のための最良な公衆衛生手段です.
- 70 年以上に及ぶ研究と実践を介して，水道水フロリデーションが安全であることは膨大な量の確かな科学的な証拠によって一貫して示されています.
- フッ化物配合歯磨剤のような他のフッ化物が広く利用される時代となっても，水道水フロリデーションは小児と成人で 25%以上のう蝕を減少させる有効性を保っていることが実証されています.
- 水道水フロリデーションのう蝕減少における最も重要な役割を果たしてきたことを理由に，米国疾病予防管理センター（CDC）は水道水フロリデーションを 20 世紀の十大公衆衛生業績（予防接種と感染症管理などと共に）の一つにあげています.
- 水道水フロリデーションとは，天然にすべての飲料水中に含まれるフッ化物をう蝕予防に至適な濃度となるように，管理調整することです.
- 水道水フロリデーションは，すべての人に恩恵をもたらします. 特に，定期的な歯科ケアの受診の困難な人に恩恵をもたらします. フロリデーションは，社会正義，健康公平性のための戦いの強靭な手段なのです.
- 人々は家庭，職域あるいは学校のどこでも，水を飲むだけで水道水フロリデーションによるう蝕予防の恩恵を受けることができます.
- 水道水フロリデーションはヨウ素添加食塩，ビタミン A 強化ミルク，ビタミン C 強化オレンジジュースと同類であり，薬物療法ではありません.
- 他のう蝕予防施策の費用と比較すると，水道水フロリデーションは米国の小児と成人の双方のう蝕を予防する最も費用対効果に優れた施策です. 水道水フロリデーションの一人あたり一生涯における費用は，う蝕一本を治療するよりも少額です.
- 給水人口が 1,000 人以上であれば，水道水フロリデーションの経済的恩恵は費用を上回ります. 費用便益比は，供給人口に比例するスケールメリット（人口規模が大きいために得られる利益）のため，大きくなります. フロリデーションは，う蝕予防の費用を節減する施策です.
- 2014 年の資料によれば，米国の給水人口の 75 %（4 人中 3 人）は至適なフッ化物濃度の水道水を供給されています.
- 水道水フロリデーションは米国裁判制度で徹底的に審理され，その結果，公衆衛生と福祉を進める適切な手段であると判断されてきました.
- 終審裁判所（訳注：通常は日本では最高裁判所，米国では連邦最高裁判所がこれにあたる）にて，水道水フロリデーションが合法的であると判断し確定しています.
- 米国歯科医師会（ADA）は，水道水フロリデーションはう蝕を予防する，安全，効果的，費用節減，社会的に公正な施策であると，表明しています.
- 水道水フロリデーションとフッ化物に関して最も幅広く重んじられている情報源の一つに米国歯科医師会（ADA）があります. 米国歯科医師会（ADA）フッ化物とフロリデーション Web ページ http://www.ada.org/goto/fluoride を運営しています.

💧 引用文献

1) Centers for Disease Control and Prevention. Ten great public health achievements--United States, 1990-1999. MMWR 1999; 48(12): 241-3. Available at: *https://www.cdc.gov/mmwr/preview/mmwrhtml/00056796. htm*. Accessed October 2, 2017.

2) Centers for Disease Control and Prevention. Achievements in Public Health, 1900-1999: Fluoridation of drinking water to prevent dental caries. MMWR 1999; 48(41): 933-40. Available at: *https://www.cdc.gov/mmwr/preview/mmwrhtml/mm4841a1.htm*. Accessed October 28, 2017.

3) American Dental Association. Policy on fluoridation of water supplies. (*Trans.* 2015: 274)2015. Available at: *http://www.ADA.org/en/public-programs/advocating-for-the-public/fluoride-and-fluoridation/ada-fluoridation-policy*. Accessed October 28, 2017.

4) U.S. Department of Health and Human Services. Public Health Service. Surgeon General Vivek H. Murthy. Statement on community water fluoridation. Office of the Surgeon General. Rockville, MD. 2016. Available at: *https://www.cdc.gov/fluoridation/guidelines/surgeons-general-statements.html*. Accessed October 3, 2017.

5) American Medical Association Water fluoridation H-440.972. 2011. In: American Medical Association Policy Finder. Available at: *https://www.ama-assn.org/about-us/policyfinder*. Accessed October 3, 2017.

6) American Academy of Pediatrics Section on Oral Health. Maintaining and improving the oral health of young children. Pediatrics 2014; 134(6): 1224-9. Abstract at: *https://www.ncbi.nlm.nih.gov/pubmed/25422016*. Accessed October 28, 2017.

7) Petersen PE, Ogawa H. Prevention of dental caries through the use of fluoride--the WHO approach. Community Dent Health 2016; 33(2): 66-8.

8) Daubert v. Merrell Dow Pharmaceuticals, Inc., 509 U.S. 579, 113, S.Ct. 2786(1993).

9) McKay FS. Mottled enamel: the prevention of its further production through a change of the water supply at Oakley, Ida. J Am Dent Assoc 1933; 20(7): 1137-49.

10) McClure FJ. Water fluoridation: the search and the victory. Bethesda, MD: National Institute of Dental Research; 1970. Available at: *https://www.dentalwatch.org/fl/mcclure.pdf*. Accessed October 28, 2017.

11) Smith MC, Lantz EM, Smith HV. The cause of mottled enamel, a defect of human teeth. University of Arizona, College of Agriculture, Agriculture Exp. Station. Technical Bulletin 32. 1931: 253-82.

12) Churchill HV. The occurrence of fluorides in some waters of the United States. Ind Eng Chem 1931; 23(9): 996-998. Available at: *http://pubs.acs.org/doi/abs/10.1021/ie50261a007*. Accessed October 28, 2017.

13) Dean HT. Chronic endemic dental fluorosis. JAMA 1936; 107(16): 1269-73. Article at: *https://jamanetwork.com/journals/jama/article-abstract/273186*. Accessed October 28, 2017.

14) National Institute of Dental and Craniofacial Research. The story of fluoridation. Available at: *http://www.nidcr.nih.gov/oralhealth/topics/fluoride/thestoryoffluoridation.htm*. Accessed September 4, 2017.

15) Dean HT. Endemic fluorosis and its relation to dental caries. Public Health Rep 1938; 53(33): 1443-52. Article at: *https://www.jstor.org/stable/4582632*. Accessed October 28, 2017.

16) Dean HT, Arnold FA, Elvove E. Domestic water and dental caries: V. Additional studies of the relation of fluoride domestic waters to dental caries experience in 4,425 white children, aged 12 to 14 years, of 13 cities in 4 states. Public Health Rep 1942; 57(32): 1155-79. Article at: *https://www.jstor.org/stable/4584182*. Accessed October 28, 2017.

17) Cox GJ, Matuschak MC, Dixon SF, Dodds ML, Walker WE. Experimental dental caries IV. Fluorine and its relation to dental caries. J Dent Res 1939; 18(6): 481-90.

18) Dean HT, Arnold Jr FA, Knutson JW. Studies on mass control of dental caries through fluoridation of the public water supply. Public Health Rep 1950; 65(43): 1403-8. Article at: *https://www.ncbi.nlm.nih.gov/pubmed/14781280*. Accessed October 23, 2017.

19) Ast DB, Smith DJ, Wachs B, Cantwell KT. Newburgh-Kingston caries-fluorine study: final report. J Am Dent Assoc 1956; 52(3): 290-325.

20) Brown HK, Poplove M. The Brantford-Samia-Stratford fluoridation caries study: final survey, 1963. Med Serv J Can 1965; 21(7): 450-6.

21) National Research Council. Drinking water and health, Volume 1. Washington, DC: The National Academies Press; 1977. Available at: *https://www.nap.edu/catalog/1780/drinking-water-and-health-volume-1*. Accessed October 23, 2017.

22) National Research Council. Health effects of ingested fluoride. Report of the Subcommittee on Health Effects of Ingested Fluoride. Washington, DC: National Academy Press; 1993. Available at: *https://www.nap.edu/catalog/2204/health-effects-of-ingested-fluoride*. Accessed October 23, 2017.

23) National Research Council of the National Academies. Division of Earth and Life Studies. Board on Environmental Studies and Toxicology. Committee on Fluoride in Drinking Water. Fluoride in drinking water: a scientific review of EPA's standards. Washington, D.C: The National Academies Press; 2006. Available at: *https://www.nap.edu/catalog/11571*. Accessed October 23, 2017.

24) Australian Government. National Health and Medical Research Council (NHMRC). Information paper – water fluoridation: dental and other human health outcomes. Canberra. 2017. Available at: *https://www.nhmrc.gov.au/guidelines-publications/eh43-0*. Accessed October 23, 2017.

25) O'Mullane DM, Baez RJ, Jones S, Lennon MA, Petersen PE, Rugg-Gunn AJ, Whelton H, Whitford GM. Fluoride and oral health. Community Dent Health 2016; 33(2): 69-99. Abstract at: *https://www.ncbi.nlm.nih.gov/pubmed/27352462*. Accessed October 3, 2017.

26) American Water Works Association. Water fluoridation principles and practices. AWWA Manual M4. Sixth edition. Denver. 2016.

27) Water Research Foundation. State of the science: community water fluoridation. 2015. Available at: *http://www.waterrf.org/PublicReportLibrary/4641.pdf*. Accessed October 1, 2017.

28) The Network for Public Health Law. Issue brief: community water fluoridation. 2015. Available at: *https://www.networkforphl.org/resources_collection/2015/07/17/664/issue_brief_community_water_fluoridation*. Accessed October 2, 2017.

29) Sutton M, Kiersey R, Farragher L, Long J. Health effects of water fluoridation: an evidence review. 2015. Ireland Health Research Board. Available at: *http://www.hrb.ie/publications/hrb-publication/publications//674*. Accessed October 28, 2017.

30) U.S. Department of Health and Human Services. Federal Panel on Community Water Fluoridation. U.S. Public Health Service recommendation for fluoride concentration in drinking water for the prevention of dental caries. Public Health Rep 2015; 130(4): 318-331. Article at: *https://www.ncbi.nlm.nih.gov/pmc/articles/PMC4547570*. Accessed October 24, 2017.

31) Public Health England. Water fluoridation: health monitoring report for England 2014. Available at: *https://www.gov.uk/government/publications/water-fluoridation-health-monitoring-report-for-england-2014*. Accessed October 28, 2017.

32) Royal Society of New Zealand and the Office of the Prime Minister's Chief Science Advisor. Health effects of water fluoridation: a review of the scientific evidence. 2014. Available at: *https://royalsociety.org.nz/what-we-do/our-expert-advice/all-expert-advice-papers/health-effects-of-water-fluoridation*. Accessed October 28, 2017.

33) U.S. Community Preventive Services Task Force. Oral Health: Preventing Dental Caries(Cavities): Community Water Fluoridation. Task Force finding and rationale statement. 2013. Available at: *https://www.thecommunityguide.org/findings/dental-caries-cavities-community-water-fluoridation*. Accessed October 24, 2017.

34) Scientific Committee on Health and Environmental Risks(SCHER)of the European Commission. Critical review of any new evidence on the hazard profile, health effects, and human exposure to fluoride and the fluoridating agents of drinking water. 2011. Available at: *http://ec.europa.eu/health/scientific_committees/opinions_layman/fluoridation/en/l-3/index.htm*. Accessed October 24, 2017.

35) Health Canada. Findings and recommendations of the fluoride expert panel (January 2007). 2008. Available at: *http://www.hc-sc.gc.ca/ewh-semt/pubs/water-eau/2008-fluoride-fluorure/index-eng.php*. Accessed October 24, 2017.

36) Australian Government. National Health and Medical Research Council. A systematic review of the efficacy and safety of fluoridation. Part A: review of methodology and results. 2007. Available at: *https://www.nhmrc.gov.au/guidelines-publications/eh41*. Accessed October 24, 2017.

37) U.S. Department of Health and Human Services. For a healthy nation: returns on investment in public health. Washington, DC: U.S. Government Printing Office; August 1994. Available at: *https://archive.org/details/forhealthynation00unse*. Accessed October 28, 2017.

38) U.S. Department of Health and Human Services. Oral health in America: a report of the Surgeon General. Rockville, MD: U.S. Department of Health and Human Services, National Institute of Dental and Craniofacial Research, National Institutes of Health; 2000. Available at: *https://profiles.nlm.nih.gov/ps/retrieve/ResourceMetadata/NNBBJT*. Accessed October 28, 2017.

39) Burt BA. Fluoridation and social equity. J Public Health Dent 2002; 62(4): 195-200. Abstract at: *https://www.ncbi.nlm.nih.gov/pubmed/12474623*. Accessed October 24, 2017.

40) Slade GD, Spencer AJ, Davies MJ, Stewart JF. Influence of exposure to fluoridated water on socioeconomic inequalities in children's caries experience. Community Dent Oral Epidemiol 1996; 24(2): 89-100. Abstract at: *https://www.ncbi.nlm.nih.gov/pubmed/8654039*. Accessed October 24, 2017.

41) Riley JC. Lennon MA. Ellwood RP. The effect of water fluoridation and social inequalities on dental caries in 5-year-old children. Int J Epidemiol 1999; 28: 300-5. Abstract at: *https://www.ncbi.nlm.nih.gov/pubmed/10342695*. Accessed October 24, 2017.

42) Jones CM, Worthington H. The relationship between water fluoridation and socioeconomic deprivation on tooth decay in 5-year-old children. Br Dent J 1999; 186(8): 397-400. Abstract at: *https://www.ncbi.nlm.nih.gov/pubmed/10365462*. Accessed October 24, 2017.

43) U.S. Department of Health and Human Services. A national call to action to promote oral health. Rockville, MD: U.S. Department of Health and Human Services, Public Health Service, Centers for Disease Control and Prevention, National Institutes of Health, National Institute of Dental and Craniofacial Research. NIH Publication No. 03-5303, May 2003. Available at: *https://www.nidcr.nih.gov/DataStatistics/SurgeonGeneral/NationalCalltoAction/nationalcalltoaction.htm*. Accessed October 28, 2017.

44) Benjamin RM. Surgeon General's Perspectives. Oral health: the silent epidemic. Public Health Reports 2010; 126(2): 158-9. Available at: *https://www.ncbi.nlm.nih.gov/pmc/articles/PMC2821841*. Accessed October 28, 2017.

45) Murthy VH. Surgeon General's Perspectives. Community water fluoridation: one of CDC's "10 Great Public Health Achievements Of The 20th Century." Public Health Rep 2015; 130(4): 296-8. Article at: *https://www.ncbi.nlm.nih.gov/pmc/articles/PMC4547574*. Accessed October 28, 2017.

46) U.S. Department of Health and Human Services. Office of Disease Prevention and Health Promotion. HealthyPeople.gov. Healthy People 2020. About healthy people. Available at: *https://www.healthypeople.gov/2020/About-Healthy-People*. Accessed October 28, 2017.

47) U.S. Department of Health and Human Services. Office of Disease Prevention and Health Promotion. HealthyPeople.gov. Healthy People 2020. Topics and Objectives. Oral health objectives. Available at: *https://www.healthypeople.gov/2020/topics-objectives/topic/oral-health/objectives*. Accessed October 24, 2017.

48) Centers for Disease Control and Prevention. Community Water Fluoridation. Fluoridation statistics. 2014. Available at: *https://www.cdc.gov/fluoridation/statistics/2014stats.htm*. Accessed October 24, 2017.

49) Truman BI, Gooch BF, Sulemana I, Gift HC, Horowitz AM, Evans, Jr CA, Griffin SO, Carande-Kulis VG. Task Force on Community Preventive Services. Reviews of evidence on interventions to prevent dental caries, oral and pharyngeal cancers, and sports-related craniofacial injuries. Am J Prev Med 2002; 23(1S): 21-54. Abstract at: *https://www.ncbi.nlm.nih.gov/pubmed/12091093*. Accessed October 24, 2017.

50) Griffin SO, Regnier E, Griffin PM, Huntley V. Effectiveness of fluoride in preventing caries in adults. J Dent Res 2007; 86(5): 410-415. Abstract at: *https://www.ncbi.nlm.nih.gov/pubmed/17452559*. Accessed October 24, 2017.

51) Horowitz HS. The effectiveness of community water fluoridation in the United States. J Public Health Dent 1996; 56(5 Spec No): 253-8. Abstract at: *https://www.ncbi.nlm.nih.gov/pubmed/9034970*. Accessed October 24, 2017.

52) Buzalaf MAR, Pessan JP, Honorio HM, ten Cate MJ. Mechanisms of actions of fluoride for caries control. In Buzalaf MAR (ed): Fluoride and the Oral Environment. Monogr Oral Sci. Basel, Karger. 2011; 22: 97-114. Abstract at: *https://www.ncbi.nlm.nih.gov/pubmed/21701194*. Accessed October 24, 2017.

53) Garcia AI. Caries incidence and costs of prevention programs. J Public Health Dent 1989; 49(5 Spec No): 259-71. Abstract at: *https://www.ncbi.nlm.nih.gov/pubmed/2810223*. Article at: *https://deepblue.lib.umich.edu/handle/2027.42/66226*. Accessed October 24, 2017.

54) Milgrom P, Reisine S. Oral health in the United States: the post-fluoride generation. Annu Rev Public Health 2000; 21: 403-36. Abstract at: *https://www.ncbi.nlm.nih.gov/pubmed/10884959*. Accessed October 24, 2017.

55) American Dental Association Council on Access Prevention and Interprofessional Relations. Caries diagnosis and risk assessment: a review of preventive strategies and management. J Am Dent Assoc 1995; 126(Suppl): 1S-24S. Abstract at: *https://www.ncbi.nlm.nih.gov/pubmed/7790681*. Accessed October 28, 2017.

56) Mariri BP, Levy SM, Warren JJ, Bergus GR, Marshall TA, Broffitt B. Medically administered antibiotics, dietary habits, fluoride intake and dental caries experience in the primary dentition. Community Dent Oral Epidemiol 2003; 31(1): 40-51. Abstract at: *https://www.ncbi.nlm.nih.gov/pubmed/12542431*. Accessed October 24, 2017.

57) Dye BA, Shenkin JD, Odgen CL, Marshall TA, Levy SM, Kanellis MJ. The relationship between healthful eating practices and dental caries in children aged 2-5 years in the United States, 1988-1994. J Am Dent Assoc 2004; 135(1): 55-66. Abstract at: *https://www.ncbi.nlm.nih.gov/pubmed/14959875*. Accessed October 24, 2017.

58) Tinanoff N, Palmer CA. Dietary determinants of dental caries and dietary recommendations for preschool children. J Public Health Dent 2000; 60(3): 197-206. Available at: *https://www.ncbi.nlm.nih.gov/pubmed/11109219*. Accessed October 24, 2017.

59) Marshall TA. Chairside diet assessment of caries risk. J Am Dent Assoc 2009; 140(6): 670-4. Abstract at: *https://www.ncbi.nlm.nih.gov/pubmed/19491162*. Accessed October 24, 2017

恩　恵

💧 質問1　フッ化物とは何ですか？

答

　フッ化物はう蝕予防に役立つ天然由来の化合物です．

事実

　フッ素は地球の地殻に豊富に含まれる元素で，フッ化物として岩石や土壌に含まれています[1]．地下水が地上に出る時，岩盤層を通過し，岩石中に存在するフッ化物を溶かし，フッ化物イオンを生成します．これにより，水中のフッ化物が増加します．地下水のフッ化物濃度（例　井戸水や泉水）は，水源の深さや鉱石のフッ化物含有量などによって変化します．

　フッ化物は，雨水や海水を含むすべての水中に，さまざまな濃度で存在します．例えば，海洋のフッ化物濃度の幅は $1.2 \sim 1.4\,mg/L$ です[2]．米国では，地下水のフッ化物濃度はごく微量から $4\,mg/L$ を超える濃度まであります[3]．これに比べて，湖水や河川の地表水に含まれるフッ化物はごく微量です．例えば，2016年にシカゴ市がミシガン湖水を分析した結果，そのフッ化物濃度は $0.11 \sim 0.13\,mg/L$ と収載されています[4]．

💧 質問2　フッ化物はどのようにしてう蝕を予防しますか？

答

　う蝕は，プラーク中の細菌が食事中の糖を分解して産生した酸によって，歯の表層下ミネラルの溶出から始まります．フッ化物はミネラルの溶出を抑制し，酸の侵襲に抵抗性のあるフッ化物を含むミネラルで脱灰部分を修復して歯を守ります．言い換えると，フッ化物は脱灰を抑制し，再石灰化を促進して歯を守ります．また，フッ化物はう蝕産生菌の活動

を阻止する働きもあります．

事実

　フッ化物の主な作用機序の第一は，歯からミネラル溶出を防ぐ，または遅らせる力です[5,6]．う蝕はプラーク（歯の表面に絶えず形成される軟らかくて粘着性の薄い膜であるバイオフィルム）中の細菌が産生した酸による侵襲でミネラルが唾液中に溶出することによって起こります．細菌は糖分と精製された炭水化物を摂取することで急速に増殖します．このミネラルを溶出する過程を脱灰と言います．

　フッ化物の第二の作用メカニズムは再石灰化と呼ばれます．これは脱灰の過程を戻す作用のことを指します[6,7]．歯は酸の侵襲で失ったミネラルを再石灰化で取り戻しますが，再石灰化した部分はもとの成分構造と重要な違いがあります．失われたハイドロキシアパタイトの結晶のいくつかはフルオロアパタイトに置換します．フッ化物に富んだミネラルは元の歯よりも耐酸性に優れています[6]．

　第三のメカニズムとして，フッ化物は細菌の糖質代謝や酸産生能力を阻害することが研究で示されています[5]．また，細菌が歯の表層に粘着する力を抑えることができます[8]．

　フッ化物やカルシウムやリン酸といったミネラルは唾液中に存在し[6,8]，プラーク中に貯蔵されています．う蝕の発生を抑えて歯の表面を修復するには，フッ化物が唾液やプラークに常に低濃度に保たれている必要があります[6]．フロリデーション水を摂取する際に，微量のフッ化物に頻回に触れさせると，唾液や歯垢中にフッ化物を貯蔵し，脱灰の抑制と再石灰化の促進に役立ちます[6,9]．つまり，フロリデーション水を飲むことで，適切な場所と時間に適量のフッ化物を摂取できます．フッ化物を含む水や清涼飲料水を1日に頻回摂取すると，フッ化物が高頻度に歯の表面に接触し，口腔内にフッ化物が貯められるようになります．こうして，フロリデーション水

9

に含まれる低濃度のフッ化物がう蝕予防に役立っていると考えられています[6].

さらに，研究によれば，歯の形成期に取り込まれたフッ化物は歯の構造に組み込まれ，酸の侵襲と脱灰に対する歯の抵抗性を高めるとの結論を得ています[10~14]．特に，未萌出の歯（歯が口腔に萌出する前の期間）がフッ化物に触れることは，臼歯部咬合面の小窩裂溝におけるう蝕予防に重要です[6, 15, 16]．この萌出前に効果をもたらす米国のフッ化物供給源には，フロリデーション水，フッ化物サプリメント，飲食物中のフッ化物があります．また，幼児が，歯磨き剤やその他のフッ化物含有の歯科用製品のかなりの割合を飲み込んでしまうことも，フッ化物の摂取となります．今まで，フッ化物の働きはもっぱら歯の萌出前，つまり恩恵は歯の形成期にのみに得られると考えられていましたが，1950年代半ばには，萌出後の脱灰と再石灰化におけるフッ化物の重要性を示すエビデンスが増えてきました[11]．

歯の萌出前効果は全身的，萌出後効果は局所的といわれることがあります．萌出前・後と全身的・局所的は異なった意味で使われます．萌出前と後ではフッ化物の恩恵が生じる時期を示し，全身的・局所的はフッ化物の管理方法や供給源を示します．ある供給源のフッ化物の効果を，全身的あるいは局所的であると定義することは，厳密には正確ではありません．例えば，水道水フロリデーションは全身的（歯の形成期）と局所的（摂取時に歯の表層を強化する）の両方に効果があります．

今日では歯が形成される段階でフッ化物が歯質に取り込まれる時と，歯の表面で脱灰と再石灰化の過程でフッ化物が作用する時，これら両方の効果が組合されると，最大限にう蝕減少効果があると考えられています．水道水フロリデーションは，この両方の働きでう蝕を予防します[8, 11, 13, 15, 16]．

> 今日では歯が形成される段階でフッ化物が歯質に取り込まれる時と，歯の表面で脱灰と再石灰化の過程でフッ化物が作用する時，これら両方の効果が組合されると，最大限にう蝕減少効果があると考えられています．水道水フロリデーションは，この両方の働きでう蝕を予防します．

質問3　水道水フロリデーションとは何ですか

答

水道水フロリデーションとは，飲料水に自然に含まれるフッ化物濃度を，歯の健康のために推奨される至適濃度に管理，調整することです．フロリデーションは小児と成人のう蝕を予防します．

事実

2015年に米国保健福祉省（U.S. Department of Health and Human Services：USHHS）は，今日までに得られている最も信頼できる科学的データに基づいて，米国における水道水の推奨フッ化物濃度を0.7 mg/Lとしました[17]．このフッ化物濃度では，歯のフッ素症を最小限に抑えたうえで，効果的にう蝕を減少させることができます．

水中のフッ化物濃度は，mg/Lあるいはppmで測定されます．水ではmg/Lはppmと同じ意味になり，区別しないで使われることがあります．フッ化物濃度の0.7 mg/Lは0.7 ppmと同じ意味です．mg/Lが好まれて使用されます．

0.7 mg/Lは，99万9999.3の水に対してフッ化物が0.7溶けています．正確ではありませんが，次の比較で「0.7 mg/L」を理解する助けとなるでしょう．

- 23マイル（37.0 km）に対する1インチ（2.54 cm）
- 1,000日に対する1分
- 14,000ドルに対する1セント（150万円に対する1円）
- リグリーフィールド野球場*（座席数は41,268席）34カ所のうちの1席

*リグリーフィールド野球場は，シカゴカブスの本拠地

本書では以下の用語を定義して使います．

- **地域水道水フロリデーション（Community Water Fluoridation）**とは，水道水のフッ化物濃度を，歯の健康のために推奨されるフッ化物濃度である0.7 mg/Lに調整することです．本書では同義語としてwater fluoridation, fluoridation, optimally fluoridated waterという用語も使用しています．天然に至適濃度のこともあれば，調整により至適濃度とすることもあります．

- **至適フッ化物濃度以下の飲料水（Sub-optimally fluoridated water）**とは，天然に含まれる水中の

フッ化物濃度が 0.7 mg/L 以下の水で，本書では同義語として nonfluoridated water や fluoridated-deficient water も用いています．

☞質問6参照

> 水中のフッ化物濃度は，mg/L あるいは ppm で測定されます．水では mg/L は ppm と同じ意味になり，区別しないで使われることがあります．フッ化物濃度の 0.7 mg/L は 0.7 ppm と同じ意味です．mg/L のほうが好まれて使用されます．

◆ 質問4　飲料水にはどれくらいのフッ化物が含まれていますか？

答

給水源が地方公共水道水であれば，地域水道供給者や市町村・郡・州の保健部局から水道水中のフッ化物濃度を教えてもらうか，地区の（飲料水の水質に関する）消費者信用報告書（Consumer Confidence Report：CCR）で調べるか，インターネット上の「我が家の水道水中フッ化物」（「My Water's Fluoride」）で確認できます．また私有の井戸水であるならば，認証研究機関において検査および結果の交付を受ける必要があります．

事実

地方公共水道または地域水道に含まれるフッ化物については，地域水道供給者や市町村・郡・州の保健部局から情報を得られます．水道事業者は地方自治体名と一致しない場合があります．

1999年，米国環境保護局（U. S. Environmental Protection Agency：EPA）は初めて水道事業者に対して消費者に年次水質調査報告書（Water Quality Reports）を公開するように要求しました．毎年7月1日頃には，これらの消費者信用報告書（Consumer Confidence Report：CCR）や水質調査報告書[18]は各戸に郵送されたり，地元紙に掲載されたり，インターネット上で閲覧できるようになりました．この報告書の写しを入手したい場合は，地元水道事業者に連絡をとります．もし，水道事業者名がわからない場合には地元の保健部局に問い合わせします．

インターネット上には，水質に関する情報を提供する2つのサイトがあります．オンライン上で水質調査報告書や消費者信用報告書（CCR）を掲載する米国環境保護局（EPA）の Web サイトの URL[19] は http://www.epa.gov/apex/safewater/f?p=136:102，米国疾病予防管理センター（Centers for Disease Control and Prevention：CDC）のフロリデーション Website，「我が家の水道水中フッ化物」（「My Water's Fluoride」）[20] https://nccd.cdc.gov/DOH_MWF/Default.aspx です．このウェブサイトでは，水道業者による水道水フッ化物濃度調整の実態を掲示しています．また，水道を利用している人数，給水源，自然にフッ化物が含有されているか，またはフッ化物を調整しているかどうかが分かります[20]．

米国環境保護局（EPA）には，私有する飲料水源の水質を規制する権限はありません．しかしながら，米国環境保護局（EPA）は私有する飲料水源の水質を毎年調査することを推奨しています[21]．正しい結果を得るためには，飲料水試験を州政府認定研究機関で行うべきです．州政府認定研究機関のリストが必要な場合は，地方・郡・州の水道局や保健部局に連絡します．

米国環境保護局（EPA）は私有する井戸水中のフッ化物濃度の検査を特に要求していません．しかし，もし私有の井戸水を使う家庭に16歳以下の小児がいる場合，飲料水中におけるフッ化物濃度の情報は，医療従事者がフッ化物サプリメントの処方[8]を検討するために，また，水源のフッ化物濃度が2 mg/L 以上の時に生じる（審美的に問題となる）歯のフッ素症の発現リスクを減らすために，代替の水源を患者に助言する際に必要です．

フッ化物サプリメント（錠剤，滴下剤，トローチ剤）には処方が必要で，使用についてはフロリデーションが行われていない地域で暮らし，う蝕リスクの高い6カ月から16歳までの小児を対象とします．歯科医師あるいは医師は正しい量を処方してくれます[8]．

☞質問 12，21，27，28，29参照

💧 質問5 米国の水道水フロリデーションにはどのようなフッ化物が使われていますか？

答

米国の水道水フロリデーションには，フッ化ナトリウム，ケイフッ化ナトリウム，ケイフッ化水素酸，これら3種のフッ化物の使用が認可されています．ケイフッ化ナトリウムとケイフッ化水素酸をケイフッ化物と呼称する場合があります．

事実

米国の水道水フロリデーションには，以下の3種のフッ化物が使われています．1) 粉末または結晶として入手可能な白色無臭の物質であるフッ化ナトリウム．2) 白色あるいは黄色で無臭の結晶性の物質であるケイフッ化ナトリウム．3) 白色ないし淡黄色の液体であるケイフッ化水素酸[22]．

1945年に水道水フロリデーションが始まった頃には，フッ化ナトリウムが使われていましたが，翌1946年にはケイフッ化ナトリウムが使われ，1951年までフッ化物として頻用されました[23]．1940年代後半に初めてケイフッ化水素酸は使用され，現在では米国のフロリデーション用フッ化物として最も多く使用されています[24]．公共の安全性を確保するために，添加物はその製造場所にかかわらず，米国における水道水処理の安全基準を満たす必要があります．特に，水道水フロリデーションに使用するフッ化物は米国水道協会（American Water Works Association：AWWA）の基準を満たさなければなりません．米国衛生財団インターナショナル（National Sanitation Foundation International：NSF）／米国国家規格協会（American National Standard Institute：ANSI）認証に関しては，フッ化物もその他の水添加物と何ら変わりはないと考えられています．フッ化物もその他の水への添加物と同様に，米国科学財団インターナショナル（NSF）／米国国家規格協会（ANSI）基準に適合しなければなりません[22]．米国には，各州に飲料水に使用する製剤を規制する権限があります．2013年に，米国水道協会（AWWA）は47州すべてが独立した認証機関によって検証された品質を規定する，米国科学財団インターナショナル（NSF）／米国国家規格協会（ANSI）規格60号を採用していると報告しました[22]．

公共の安全を確保するために，添加物はその製造場所にかかわらず，米国における水道水処理の安全基準を満たす必要があります．

フッ化物に関する追加情報は，本書のフロリデーションの実際の節および米国疾病予防管理センター（CDC）のフロリデーションウェブサイト"水道事業者と技師"（Water Operators and Engineers）https://www.cdc.gov/fluoridation/engineering/index.htm に収載されています．

💧 質問6 至適フッ化物濃度の天然水と調整フロリデーション水ではその効果に差がありますか？

答

両者に差はありません．至適フッ化物濃度であれば，天然であっても浄水場で調整された場合であっても効果は同じです．

事実

フッ化物は「イオン」あるいは電荷原子として水中に存在します[25]．岩石や砂から溶出した水に溶け込んだフッ化物イオンも，管理下で慎重に濃度調整した場合の水道水に存在するフッ化物イオンも同じものです．

ヒトのフッ化物代謝の主な特徴として，水道水フロリデーションに使用されているフッ化物の種類による影響を受けておらず，またフッ化物が天然由来なのか，あるいは飲料水に加えられて調整されているのかによって影響されないことが観察されてきました[26]．もっと簡単に言えば，天然と調整されたフロリデーションとの間に化学的性状の差はまったくありません．

至適フッ化物濃度に満たない水を管理下でフッ化物濃度が調整される場合，その歯科的恩恵は天然フロリデーション水から得られる効果と同等です．フロリデーションとは，どこの水道水にも必ず含まれている天然由来のフッ化物を，歯の健康状態がベストになるよう推奨されている濃度レベルに調整することにほかなりません．

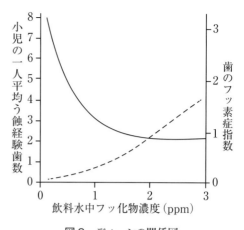

図2　ディーンの関係図
小児のう蝕経験歯数（実線），歯のフッ素症指数（破線）と飲料水中フッ化物濃度の関係

フロリデーションとは，水道水に必ず含まれている天然由来のフッ化物を，歯の健康状態がベストになるよう，推奨されている濃度レベルに調整することにほかなりません．

事例として，フロリデーションに関する研究がカナダ，オンタリオ州のブランドフォード（至適フッ化物濃度調整地域），ストラトフォード（天然の至適フッ化物濃度地域）とサーニア（至適フッ化物濃度より低い地域）を対象地域として行われました．ブランドフォードとストラトフォード両地域ともに至適フッ化物濃度以下のサーニアに比べて，はるかにう蝕の発生率が少なかったのです．一方，天然の状態での至適フッ化物濃度地域とフッ化物濃度を調整した二地域間ではフッ化物源の違いに関わらず，う蝕の減少傾向に差が認められませんでした[27]．

水道水フロリデーションは，自然に反する方法で水道水に異物を混入させている，とのつもりで，「人工的フロリデーション」という言葉を使う人もいます．しかし実際には，すべての水にはもともと微量のフッ化物が含まれています．水中に遊離したフッ化物イオンは，その水源にかかわらず同じであり[25]，どのような摂取源であっても同じ方法により身体内で代謝（処理）されるのです[26]．水道水フロリデーションとは口腔保健の向上のための自然に即した方法なのです．

質問7　水道水フロリデーションはう蝕予防に効果的ですか？

答

はい．今日までに得られた最も信頼できる科学的証拠によれば，水道水フロリデーションは小児，青年，成人のう蝕発生を予防し，場合によっては，う蝕を後戻りさせることができる，効果的な公衆衛生手段です．フロリデーションは査読制度のある信頼度の高い科学誌に多数の研究が掲載されていることから，歴史的に最も研究されている公衆衛生手段の一つであり，今日でも研究が継続されています．

事実

水道水フロリデーションのう蝕予防効果は，70年

以上にわたり科学的文献で証明されています．1945年に最初の水道水フロリデーションプログラムが始まる以前に，すでに1930年代と1940年代から疫学データが収集され，分析されていました[28～30]．「コロラド褐色斑」（重度の歯のフッ素症）の原因を調べる研究として始まった結果，約1 ppm（mg/L）の飲料水中のフッ化物の地域でう蝕率は顕著に低いという発見につながりました．図2は，小児う蝕経験歯数（実線），歯のフッ素症指数（破線），飲料水中のフッ化物濃度との関係に着目したH. トレンドレー　ディーン博士による初期の研究の結果を示しています[28, 29]．

☞「はじめに」参照

それ以来，フッ化物のう蝕予防効果を引き続き示す多くのシステマティックレビューを含む，数え切れない多くの研究が行われました．システマティックレビューとは，具体的で的を絞った質問に答えるためにすべての証拠を特定し，評価する研究の分析方法です．それは，特定の課題に関する包括的で有効かつ信頼できるレビューを得るために，科学的研究成果から高品質のエビデンスを見つけ出し，評価し，組み合わせる系統的で公平な審査プロセスを必要とします．システマティックレビューは，特定の研究課題に関する最高水準の科学的証拠を提供します．以下は2017年と2013年に公表された2つのシステマティックレビューが端緒となっている，水道水フロリデーションの主な検討についての議論で，2つのレビューともに水道水フロリデーションがう蝕予防に効果的であることを実証しています．

2017年11月9日に，オーストラリア政府国立保健医療研究評議会（Australian Government's National Health and Medical Research Council：NHMRC）は，う蝕を減少するための安全で効果的かつ倫理的な方法としての水道水フロリデーションを推奨する，*NHMRC公式声明2017―オーストラリアにおける水道水フロリデーションとヒトの健康*を公表しました[31]．2016年に発行されたエビデンスの包括的なレビューと2017年版のNHMRC情報白書－*水道水フロリデーション：人の歯と全身の健康への影響*[32]にあるエビデンスの解釈を基に，オーストラリア政府国立保健医療研究評議会（NHMRC）は水道水フロリデーションで，小児および青年では26～44％，成人では27％う蝕を減少することを明らかにしました．さらに，最近のオーストラリアの研究では，早期からフロリデーション水を利用するほど成人期のう蝕の減少と関連していることを認めています．この声明では，オーストラリア政府国立保健医療研究評議会（NHMRC）がオーストラリアの各州と准州による0.6～1.1mg/Lの範囲でのフロリデーション給水を支持すると述べています[31]．

1996年に米国保健福祉省によって設立された地域予防サービス作業班は，今日まで得られた科学的証拠に基づいて，地域ベースのヘルスプロモーションおよび疾病予防介入アプローチの機能性の有無に関する指針を作成し，普及・啓発をしています．作業班は，効果と経済的根拠の系統的なレビューに基づいて調査結果を発行しています．地域予防サービスガイド（「地域ガイド」）は，地域予防サービス作業班の根拠に基づく調査結果の集積であり，意思決定者が健康を改善し，病気を予防するための介入を選択する際に手助けとなるように作成されています[33]．

地域ガイドのレビューは，次の3つの質問に答える目的で作成されています．

1．住民にどのように働きかけし，いかなる成果が出ますか？
2．地域介入にかかる費用はどれくらいですか？また，その投資によりどのような成果が出ますか？
3．エビデンスとう蝕予防取り組みの実際との間にはどのようなギャップがありますか？[33]

2013年のエビデンスの更新で，地域予防サービ

ス作業班は，う蝕予防のために水道水フロリデーションを引き続き推奨し，フロリデーションが導入実施されるとう蝕は減少し，継続実施中のフロリデーション地域に比べて，フロリデーションが中止になるとう蝕は増加すると指摘しました[34]．

2009年に出版された，アイルランドのコーク州にある大学歯学部の口腔保健サービス研究センターによるシステマティックレビューの要約では，2000年から2007年の間に公表された3つのシステマティックレビューの結果を再検討しました．その結果，今日までに得られた最も信頼できる科学的エビデンスによれば，水道水フロリデーションは特に，う蝕で最大負担を被る恵まれない人々にとって，う蝕予防のための効果的な地域密着型の方法であると結論づけました[35]．

2007年に歯学研究誌（Journal of Dental Research）に発表されたメタアナリシス（レビューに含まれる研究の集積結果に基づいて，全体的な利益の統計的推定を決定しようとするシステマティックレビューの一種）は，成人のう蝕予防するための水道水フロリデーションの有効性を実証しました．この分析には，13,500人を超える被験者を対象とする20件の研究が含まれていました．20件の研究のうち，9件はフロリデーションの有効性を調査していました．これらの研究レビューから，フロリデーションは成人のう蝕の約27％を予防することを明らかにしました[36]．

システマティックレビューのほかに，1945年に水道水フロリデーションが開始されて以降に実施されてきた重要な追加研究でも，う蝕発生を減少するうえで水道水フロリデーションの有効性が実証されてきました．

・ミシガン州グランドラピッズは世界初の水道水フロリデーション都市ですが，15年間の画期的な研究によると，生後からフロリデーション水を飲用していた小児は，ベースライン調査期間に診査された対照都市であるフッ化物濃度の低いミシガン州ムスケゴンの小児よりも，う蝕は50～63％も少なかったことが示されています[37]．

・1985年に，国家予防歯科実証プログラム[38]は，学校単位での予防歯科サービスのさまざまなタイプと組み合わせを分析し，これらの予防プログラ

ムのタイプのコストと有効性を判定しました．全国から10地区が選ばれました．5地区は水道水フロリデーションされ，別の5地区は水道水フロリデーションされていませんでした．2年生と5年生の延べ2万人以上が4年間の研究対象となりました．児童は以下のグループの一つまたは複数のグループに地区ごとに割り当てられました：

○クラス単位で隔週ごとに行うブラッシング，フロッシング，および家庭でのフッ化物配合歯磨剤の支給と歯科衛生授業（年10回）を受けた群；
○クラス単位，毎日，フッ化物錠剤服用（非フロリデーション地域内）群；
○学校内での週一回フッ化物洗口群；
○学校内での専門家によるフッ化物歯面塗布群；
○学校内での専門家によるシーラント処置群；
○対照群[38]．

4年後に，ベースライン調査対象児の約50％が再検査されました．この研究では，水道水フロリデーションの有用性と有効性を確認しました．水道水フロリデーション地域の児童では，同一の予防手段が実施された非水道水フロリデーション地域の児童と比較して，おおむね，う蝕は少ない結果でした．さらに，シーラント処置は有効な予防方法であると判定されましたが，シーラントプログラムの費用は，水道水フロリデーション費用よりも大幅に高く，フロリデーションは最も費用対効果に優れたう蝕予防方法であると確認されました[38]．

・1976年から1987年までに実施された研究を対象とした別のレビューは1989年に出版され[39]，年齢群別のデータが歯列別に分類されました．その結果，フロリデーション地域で生活する住民では，乳歯う蝕の30～60％の減少，混合歯列児（乳歯と永久歯の両方を有する）う蝕の20～40％の減少，永久歯（成人と高齢者）う蝕の15～35％の減少が示されました[39]．

・米国では，1987年に約4万人の小児を対象とする調査が行われました[40]．5～17歳児のほぼ50％の小児は永久歯う蝕経験無しでした．1980年の同様の調査では，約37％がう蝕経験無しでしたので大幅な改善が認められました．このようなう蝕の劇的な減少は，主に水道水フロリデーション，フッ化物配合歯磨剤，フッ化物サプリメント，

フッ化物洗口剤の広範な利用によるものです．全体として，う蝕は減少していますが，フッ化物サプリメントとフッ化物局所利用によるフッ化物摂取を要因として考慮し分析しても，フロリデーション地域に暮らし続ける小児う蝕は25％少ないというデータからも明らかです[40]．

・1993年に，23カ国の113の研究結果を収集し，分析が行われました（分析対象の113の研究のうち59は米国で行われた研究です）[41]．このレビューでは乳歯についての66研究と永久歯についての86研究の各々有効性に関するデータが示されました．これらをまとめて，う蝕抑制率として観察された最頻値は乳歯で40～49％であり，永久歯あるいは成人の歯で50～59％でした[41]．

・米国水道水フロリデーションの50年史の総合的分析から，「水道水フロリデーションはこれまでに最も成功した公衆衛生上の疾病予防プログラムの1つである」と結論づけられました[42]．フロリデーション地域と非フロリデーション地域間のう蝕の差は，主にさまざまなフッ化物源を利用するために，フロリデーションの初期の時代よりも小さいと述べていますが，両者の差は依然として有意であり，また成人への恩恵が強調されるべきです．報告書は，水道水フロリデーションが人種，民族，社会経済的および地域間の差異を乗り越えて恩恵をもたらす，理想に近い公衆衛生手段であることを特筆して結んでいます[42, 43]．

上記のシステマティックレビューと研究は，70年以上にわたり，フロリデーションがう蝕予防に効果的であるという科学的エビデンスになっています．

質問8　現在ではフッ化物の各種利用方法が拡がっていますが，水道水フロリデーションは今なお，う蝕予防に効果的ですか？

答

はい．実際に調査された報告によれば，フロリデーション以外の各種フッ化物利用が拡がっても，研究により水道水フロリデーションは，生涯を通じて小児と成人のう蝕を25％以上予防すると示されています．

事実

1940年代に水道水フロリデーションが実施された地域に住んでいた小児は，非水道水フロリデーション地域の小児と比べて，う蝕発生率が約40〜60%低いことが示されています[37, 44]．その当時，飲料水中のフッ化物は，食品にもともと含まれているフッ化物以外では唯一のフッ化物供給源でした．

1．フッ化物供給源の増加

現在では，フッ化物は水道水，飲料，食品，歯科用製品（歯磨剤，洗口液，医療従事者の使うフッ化物フォーム，ジェル，ヴァニッシュとフッ化物サプリメント）などの供給源から利用可能です[17]．これら種々のフッ化物の供給源が広く利用可能となったことで，フロリデーション地域と非フロリデーション地域のう蝕発生率の差は，数十年前より幾分か小さくなりましたが，いまだにフロリデーションの意義は大きいのです[17]．水道水フロリデーションは，小児から成人まで，生涯を通じてう蝕を最低でも25%予防することが示されています[36, 45]．フロリデーションの恩恵は，その地域で暮らし，働き，通学したり遊んだりする人など，生活するすべての人に行き渡ります．しかも行動変容や歯科医院への通院を必要としません．

> フロリデーションの恩恵は，その地域で暮らし，働き，通学したり遊んだりする人など，生活するすべての人に行き渡ります．しかも行動変容や歯科医院への通院を必要としません．

2．拡散 あるいはハロー効果

一般に，フロリデーション都市部で生産された食品や飲料は，非フロリデーション地域で生産された食料品よりもフッ化物が多く含まれ，拡散効果あるいはハロー効果が生じます．この拡散効果により，両地域間のう蝕量の差を小さくします[39, 42, 43]．最も信頼のおける全国データでは，拡散効果の説明を誤れば，フロリデーション水で調理した大量の飲食物をフッ化物濃度の低い地域に配送したフロリデーション地域では，本来生じるはずの水道水フロリデーションによる恩恵を過小評価することになりかねません[46]．

3．生涯にわたるフロリデーションの利用

フロリデーション地域と非フロリデーション地域のう蝕有病率の差に関するもう一つの要因に，米国社会における地域間移動が高いことがあげられます．日常生活を考えると，非フロリデーション地域に住んでいるものの，仕事，学校，幼稚園といった一日の大部分をフロリデーション地域で過ごしている人々も多いのです．さらに，人々は生涯を通じて，フロリデーション地域と非フロリデーション地域の間を引っ越したり，往来したりします．

この地域間移動により，フロリデーション地域であれ非フロリデーション地域であれ，完全に一方の地域で過ごす多人数を調べる研究がますます難しくなってきています[39]．生涯のある時期にフロリデーションの恩恵に浴する人々が数多くいることを意味します．フロリデーション地域で暮らす小児は，一度もフロリデーション地域で暮らしたことのない小児よりも，う蝕が少ないという研究結果が示されています[40]．

このような過小推定の要因，すなわち多くのフッ化物供給源によるハロー効果や現代の地域間移動にもかかわらず，研究により水道水フロリデーションは生涯を通じて小児と成人のう蝕を25%以上予防することが示されています[36, 45]．

💧 **質問9　水道水フロリデーションを中断したら，う蝕はどうなりますか？**

答

水道水フロリデーションが中断されると，たとえフッ化物配合歯磨剤やフッ化物洗口の局所応用が拡まっていたとしても，う蝕は増えることが予想されます．

事実

2013年の最新のシステマティックレビューの結果に基づき，米国保健福祉省（U. S. Department of Health and Human Services：USHHS）の地域予防サービス作業班（Community Preventive Services Task Force）は，う蝕予防のための水道水フロリデーションを引き続き推奨し，フロリデーションが実施されれば，う蝕は減少し，一方フロリデーショ

ンが中断されれば，実施された場合と比較して，う蝕は増加すると指摘しています[34]．これは2002年に作業班が公表した，フロリデーションが中断されれば，う蝕が増加する（6～10年間追跡した研究でのう蝕増加の中央値は17.9％でした）とするシステマティックレビュー[45]を裏付けるものです．

1．水道水フロリデーション中断後にう蝕が増加することが示された研究

ウイスコンシン州アンティゴは1949年に水道水フロリデーションを開始しましたが，1960年11月にフロリデーションを中断しました．フロリデーションを中断して5年半後，1960年当時（フロリデーションの中断した年）の同年齢層の児童よりも2年生の児童は200％，4年生の児童は70％，そして6年生の児童は91％もう蝕が増加しました．1965年，アンティゴでは小児の口腔保健状況の悪化を機に水道水フロリデーションを再開しました[47]．

フロリデーションとう蝕の関係を報告した研究では，飲料水の2.2mg/L天然フッ化物濃度のイリノイ州ガレスバーグの事例に焦点が当てられました．1959年に，ガレスバーグでは，水源をミシシッピ川からの取水に切り替えました．そのため水道水のフッ化物濃度は約0.1mg/Lになりました．1958年のベースライン調査から1961年の追跡調査までの，フッ化物濃度が低い期間には，14歳のう蝕経験のない小児は10％減少し，う蝕歯数は38％も増加しました．そこで，2年後の1961年に推奨レベルのフッ化物濃度1.0mg/Lに調整して水道水フロリデーションが開始されました[48]．

1979年に政府の決定で，ノーススコットランドのウィックではフロリデーション実施後8年で中止しました．飲料水中フッ化物濃度は以前の0.02mg/Lになりました．そこで，ウィックの小児う蝕の状況を追跡調査したところ，水道水フロリデーションの中断による悪影響がはっきり出てきました．水道水フロリデーション中断5年後に，永久歯では27％，乳歯では40％も，う蝕が増加しました．全国的には全体としてう蝕が減少したと報告された時期であり，フッ化物配合歯磨剤が広く利用された時期であったにもかかわらず，フロリデーション中断でう蝕の増加が起こりました．これらのデータから，水道水フロリデーションが中断ないし終結すると，

フッ化物配合歯磨剤の広範な利用があっても小児う蝕は増加することが示唆されます[49]．

同様に，スコットランドのストランラエルでは，水道水フロリデーション中断後に5～10歳児のう蝕有病率が増加しました．このう蝕の増加により，う蝕修復に関する平均治療費は115％増加し，歯科全体の平均治療費は21％増加しました．このデータからも，水道水フロリデーションがう蝕抑制に重要な役割を果すことが確認されます[50]．

2．水道水フロリデーション中断後にう蝕増加を認めなかったこれまでの研究とその要因

フロリデーション中断後に，う蝕の増加を認めなかったという米国以外の研究報告があります．報告例のすべてにはフロリデーションの中断に合わせて別のう蝕予防手段が導入されています．

キューバのラサルドの研究では，1990年にフロリデーションを中断しても小児のう蝕は増加しなかったと報告しています．しかしながら，フロリデーションの中断と同時期に新たなフッ化物応用プログラムが採用されており，すべての小児が定期的にフッ化物洗口を実施し，2～5歳の小児が年に1～2回の割合でフッ化物ヴァニッシュ塗布を受けました[51]．

フィンランドで行われた長期的な調査では，民族背景や社会背景が非常に似ているクオピオ（水道水フロリデーションを1959年から1992年まで実施）とユヴァスキュラ（天然フッ化物濃度が低い）を比較した結果，う蝕罹患率はほとんど変わらなかったことを報告しています[51]．この結論は多くの要因に起因します．歯科保健プログラムにより，フィンランドの小児はフッ化物の局所応用とシーラント処置を受けていました．ほぼすべての小児や思春期の小児が政府による包括的な無料の歯科保健を受けていました．その結果，水道水フロリデーションの効果は極めて小さいものでした．このような特殊な要因があるため，集中的な歯科予防プログラムが整っていない国では，この事例と同じような結果は得られないと結論づけられています[52]．

1990年当時の東ドイツに位置するケムニッツとプラウエン[53]では，1990年にフロリデーションが中止された後，う蝕の有意な減少はみられませんでした．この結果の背景には，同地域での口腔衛生管

理に対する意識の改善，フッ化物濃度調整食塩やフッ化物配合歯磨剤，シーラントの応用などさまざまな予防手段の拡がりがあります[53].

同じような報告がオランダで発表されています．ティール（1953年から1973年までフロリデーションを実施）とクレムボーグ（フロリデーション未実施）で行われた15歳児を対象とした研究では，ベースラインの1968年から1988年までのう蝕罹患率を比較しています．ティールでみられたフロリデーション中止後のう蝕の減少は，口腔保健教育の開始やフッ化物サプリメントの無料提供，歯科臨床におけるフッ化物局所応用の大幅な増加に起因していました[54].

上記の事例では，フロリデーションを中断した地域では，小児のう蝕発生率が増加したか，フロリデーションよりも費用効果に劣る，すべての小児への歯科医療の無料化や，専門家と管理者の支援を必要とする広範なう蝕予防プログラムにより，う蝕発生率の上昇が抑えられていたかのどちらかでした．

🟢 質問10　米国でう蝕はいまだに重大な病気ですか？

答

はい．う蝕は，引き続き口腔保健上の重大な課題となる内因感染性の疾患です．

事実

多くの米国人では，良好な口腔保健は当たり前のことと思われています．しかしながら，大部分が予防可能であるにもかかわらず，むし歯（医療従事者用語ではう窩，う蝕）は，いまだに小児と成人に多くみられるありふれた健康を脅かす慢性疾患です．

う蝕は，プラーク中の細菌が産生する酸によりエナメル質（歯の硬い外層）が弱くなり破壊される（無機質の損失）ことから始まります．プラークは，歯の表面を隙間なく覆うやわらかく粘着性のあるフィルム状の付着物です．砂糖や精製炭水化物を含む食品や飲料品を摂取すると，プラーク中の細菌がエナメル質を溶かす酸を産生します．プラークによってこれらの酸が歯の表面に留まり，（無機質の損失である）脱灰が生じます．繰り返し酸の侵襲があった後に，エナメル質は崩壊し穴が開きます．これを放置しておくと，細菌と酸は（歯の内層である）象牙質や，さらには神経と血管に富む歯髄に到達します．細菌が歯髄に侵入すると歯は感染状態（膿瘍）となり，治療しなければ感染は進行し，周囲組織に広がります．感染は血流に侵入し全身に広がる可能性もあり，まれに生命を脅かすこともあります．

👉**質問2参照**

う蝕は，その人の生活の質および潜在能力を発揮する際に悪影響を及ぼす恐れがあります．う蝕は痛みを引き起こし，その痛みは食事，会話，笑顔，学業あるいは仕事での成功に影響する可能性があります．う蝕のある小児は，う蝕のない小児よりも学校を欠席しがちで，成績も低い傾向にあります[55].歯科医院に通院するために欠勤するせいで，米国では毎年60億ドル以上の生産力が失われています[56].

う蝕は小児の病気であると捉えられがちですが，米国の成人は（その一部はフロリデーションを経験していることもあり）歯がよく残っており，これにより多くの成人がう蝕，特に歯根面う蝕のリスクを抱えることになります[57, 58].歯根面は（エナメル質よりも柔らかい）セメント質に覆われており，う蝕になりやすいのです．より多くの歯を有するベビーブーム世代は増齢につれ，将来，成人の歯根面う蝕が小児のう蝕と同程度かあるいはより多く見られると予測されます[57].

👉**質問11参照**

さらに，いったん，う蝕を詰め物で治療（修復）すると，時間とともに詰め物は特に辺縁部から破損することがあります．この辺縁部（マージン）に細菌が棲みつき，う蝕の再発が始まるか，あるいは隙間から細菌が詰め物の下に侵入する可能性があります．辺縁部の壊れた充塡物は，しばしば，時には数十年の間に複数回に渡って，再治療をする必要があります．再治療のたびに修復範囲は広がり，歯面を完全に覆うクラウンが必要になります．う蝕の予防と初期う蝕の再石灰化は歯を保存するうえではもちろんのこと，歯科医療費削減でも重要です．水道水フロリデーションは，費用を節減し，費用対効果に優れた効果的な公衆衛生手段です．

👉**質問68参照**

口腔の健康格差は米国にもみられ，多くの研究とレビューで報告されています[59~61].米国の何百万

もの人々が口腔保健に恵まれている一方，人種，民族，社会経済状況，性別，年齢，地理的な格差が存在します[62]．水道水フロリデーションは，このような背景要因にかかわらず給水地区のすべての住民に恩恵をもたらし，口腔の健康格差を縮小します．水道水フロリデーション声明 2001[63] で，前米国公衆衛生局長官デイビッド・サッチャーは，次のように述べています．

　　…水道水フロリデーションは，地域におけるう蝕の発生を抑制，管理するうえで最も費用対効果に優れた，実行可能で安全な施策であり続ける…水道水フロリデーションは，集団内の健康格差を解消する取り組みとして強力な方策である[63]．

👉**質問 59 参照**

今日，口腔保健を達成し維持するため，予防が重視されています．米国保健福祉省（USHHS）はヘルシーピープル 2020[64] において，公衆衛生向上のため，野心的ながらも達成可能な，科学に基づいた包括的な国家 10 カ年計画を設定しています．口腔保健の目標には水道水フロリデーションの拡大が含まれています．目標 13 は，2020 年までに米国の給水人口の 79.6% 以上に水道水フロリデーションを普及させるとなっています[65]．米国疾病予防管理センター（CDC）の資料によると，2014 年には米国の給水人口の 74.4%，2 億 1,140 万人が，水道水フロリデーションを受けていました[66]．これに対し，給水人口の約 25%，7,270 万人以上は水道水フロリデーションによるう蝕予防の恩恵に与っていません．

> う蝕は小児の病気であると捉えられがちですが，米国の成人は（その一部はフロリデーションを経験していることもあり）歯がよく残っており，これにより多くの成人がう蝕，特に歯根面う蝕のリスクを抱えることになります．

💧 質問 11　水道水フロリデーションは成人にも恩恵がありますか？

答

はい．水道水フロリデーションは，生涯を通じてう蝕から歯を守る役割を果たし，小児と成人の両方に恩恵があります．

事実

初期のフロリデーションの試みは，成人への効果を調べられるようには研究計画されていませんでした．しかし，1950 年代半ばまでに，フロリデーションの最初の試みであるミシガン州グランドラピッズでの研究の結果，フロリデーションの効果は出生からフロリデーション水を飲んでいる小児に限定されないことが明らかとなりました．う蝕の減少が，フロリデーション開始時にすでに石灰化していた歯，あるいは既に萌出していた歯にも認められたことから，高齢者でも恩恵に与る可能性が示されました[67, 68]．今日では，フッ化物が歯の形成期に取り込まれ，また脱灰と再石灰化の経過中に歯の表面に作用して，う蝕の予防効果が最大になると理解されています．フロリデーションは，歯の形成期のフッ化物の取り込み作用と，歯の萌出後の脱灰の抑制・再石灰化促進作用，これら二通りで機能しています[9, 12, 14, 16, 17]．

フッ化物とカルシウムやリン酸などのミネラルは唾液中に存在し[7, 9]，（歯に形成される柔らく粘着性のフィルム状の付着物である）プラークに貯蔵されます．う蝕の進行を止めるか，歯の表面を再構築（再石灰化）するには，低濃度のフッ化物が常に唾液とプラークに存在している必要があります[7]．フロリデーションの利用のように，少量のフッ化物が頻繁に摂取されることで，唾液とプラークにフッ化物が貯蔵され，脱灰を抑制して再石灰化を促進します[7, 10]．つまり，水道水フロリデーションは，適切な時に，適切な部位へ，適量のフッ化物を供給します．水や飲料品に含まれるフッ化物は，1 日に何回も摂取される度に歯に頻繁に接触し，口の中に貯蔵されます．これは，なぜフロリデーション水中の低濃度フッ化物が萌出後の歯のう蝕予防にも有益なのかを説明するのに役立ちます[7]．

👉**質問 2 参照**

既に萌出している歯（現在歯）であっても，水道水フロリデーションのう蝕予防効果はありますが，出生から継続して水道水フロリデーションを経験している成人が，最も大きな恩恵を受けることが示されています[10〜14]．

2008 年に公表されたオーストラリア国防軍要員を対象とした研究では，水道水フロリデーションの経験が長いほど 17 〜 44 歳の間のう蝕発生率が低い

ことが示されました．生涯の90%以上を水道水フロリデーション地域で過ごした成人は，10%以下しか過ごしていない成人よりう蝕は24%少ないという結果でした[69]．

2007年に公表されたフロリデーションの成人への効果を調べたメタアナリシスによると，水道水フロリデーションは成人のう蝕を約27%予防していることが明らかになりました．このメタアナリシスでは，1979年以降に公表された研究を対象としています．これらの研究は，出生から継続して水道水フロリデーション地域に居住した住民と，出生から継続して非水道水フロリデーション地域の居住民に限定していました[57]．

2002年に公表された研究では，若い成人集団（以下，コホート）のその後におけるう蝕罹患傾向の違いが調査分析されました．1つはフロリデーションが広まる前に成長したコホート，もう1つはフロリデーションが広まってから成長したコホートです．2つの米国国民健康栄養調査（U.S. National Health and Nutrition Examination Survey：NHANES）の1回目調査（1971〜1974）と3回目調査（1988〜1994）を比較した結果，45歳以下の人々の総う蝕量は減少していることが示されました．46〜65歳の人々にはこの現象は認められませんでした．40歳代後半と50歳代前半は水道水フロリデーションが広まる前に成長したコホートであり，年長者のコホートがう蝕の減少を示さなかった大きな理由であると考えられました[70]．

1989年にワシントン州で行われた研究では，出生以降に継続して水道水フロリデーションを経験してきた成人（20〜34歳）は，水道水フロリデーションを経験していない同年齢群と比較して，う蝕が31%少ないことがわかりました．また，小児期までしかフロリデーションを経験していない成人と，14歳以降に水道水フロリデーションを経験した成人のう蝕経験量がほぼ同じ値であったので，小児期のみの水道水フロリデーション経験でも生涯にわたる恩恵があると結論づけました[71]．

成人で大きな問題になるのが，歯根面う蝕の予防です[57,58]．米国人は，以前よりも長生きし，その一部は水道水フロリデーションのおかげもあり天然歯がたくさん残っています．歯茎が後退している人々は，エナメル質よりもやわらかい歯根面がう蝕原因菌にさらされるため，歯根面う蝕のリスクが高くなります．継続中の米国国民栄養調査（NHANES）によると，近年歯を保持する（65歳以上の）高齢者の歯根面う蝕は，（NHANES 1988〜1994の）46%から（NHANES 1999〜2004の）36%へと減少しています．しかし，歯根面う蝕の有病率は，増齢につれて著しく増加し，65歳以降さらに増加します．具体的には，75歳以上の歯根面う蝕の有病率は，65〜74歳に比べ23%高いのです[72]．歯根面う蝕の予防についての研究のほとんどは，ヴァニッシュなどの専門家によるフッ化物応用に焦点を絞っています．しかし，フロリデーションが歯根面う蝕を予防する可能性を示すエビデンスもあります[73〜75]．たとえば，カナダのオンタリオ州では，非フロリデーション地区であるウッドストックの出生時からの住民は，天然フロリデーション地区（1.6 ppm）であるストラトフォードの住民より根面う蝕の有病率が21%高かったのです[74]．同様に，フロリデーション地域に長年暮らす40歳以上のアイオワ州の住民は，非フロリデーション地域に暮らしてきた住民よりも，有意に歯根面う蝕が少なかったのです（0.56歯面対1.11歯面）[75]．

米国の成人は，一因として水道水フロリデーションを経験していることもあり，天然歯が多く残っています．しかし，成人が歯を保持したまま高齢化することは，より多くの歯がう蝕のリスクに曝されることを意味します．文献によれば，成人のう蝕は学童と同程度かより多くなる可能性があります[35,76,77]．成人のう蝕予防におけるフロリデーションの効果を記録し，認識することは，今後も重要です．というのも，ほぼすべての主要な歯科予防プログラムは，小児と思春期を対象としているからです．ただ1つの例外，それが水道水フロリデーションなのです．水道水フロリデーションは，地域の若年者，中年と高齢者のすべての人々に届く，際立った歯科公衆衛生施策であるという点で，唯一の存在です[56]．

水道水フロリデーションは，地域の若年者，中年と高齢者のすべての人々に届く，際立った歯科公衆衛生施策であるという点で，唯一の存在です

表1　う蝕ハイリスク児に対するフッ化物サプリメント投与量[8]

年　齢	飲料水中フッ化物濃度（ppm）*		
	＜0.3 ppm*	0.3～0.6 ppm	＞0.6 ppm
誕生～6カ月	なし	なし	なし
6カ月～3歳	0.25 mg／日**	なし	なし
3～6歳	0.50 mg／日	0.25 mg／日	なし
6～16歳	1.0 mg／日	0.50 mg／日	なし

*1 ppm＝1 mg／L，**2.2 mg フッ化ナトリウム中にフッ化物イオンを1 mg含む.

💧 質問12　フッ化物サプリメントはう蝕予防に有効ですか？

答

　はい．フッ化物サプリメントは，う蝕予防に有効です．

事実

　米国では，フッ化物サプリメントは処方箋がある場合にのみ利用できます．主要な飲料水中のフッ化物が至適濃度より低い地域に住み，う蝕リスクの高い小児を対象として利用されます[8]．

　フッ化物サプリメント処方についてのエビデンスに基づく臨床勧告：米国歯科医師会（ADA）学術評議会報告書 2010[8] にフッ化物サプリメントを処方する専門家向けの勧告があります．この報告書と臨床ガイド：フッ化物サプリメント：エビデンスに基づいた臨床勧告は，次のアドレスから入手できます（http://ebd.ADA.org/en/evidence/guidelines/fluoridesupplements）．現在のフッ化物サプリメントの計画を表1に示します．

☞質問13参照

　この報告書の表3（質問27）に示すように，"フッ化物サプリメント利用の臨床勧告"には，以下のように述べています．

　　米国歯科医師会（ADA）の学術評議会により招集された専門家委員会は，以下の勧告を作成した．本勧告は，歯科医師と医療従事者の情報源となることを意図している．推奨事項は，臨床家の専門的判断と個々の患者のニーズや好みとのバランスをとる必要がある．小児はフッ化物を多重利用している．専門家委員会は，医療従事者があらゆる形態のフッ化物を評価し，フッ化物サプリメントを処方する前に，う蝕リスクを評価することを推奨する．

　推奨事項にあるように，フッ化物サプリメントを処方する前に，患者の主要な飲料水源のフッ化物含有量を正確に評価するべきです[8]．普段の生活の中で，複数の水源を利用する患者もいるため，「主要な」水源の特定はしばしば困難です．たとえば，患者は家庭で飲料水を利用する一方で，日中の大部分を過ごす介護施設や学校でも飲料水を利用し両者の上水道が異なるかもしれません．上水道の水源のフッ化物含有量については地方，郡，州の保健所に，私有の井戸についてはフッ化物試験が可能な認定検査室に問い合わせる必要があるかもしれません．

☞質問4参照

　米国歯科医師会（ADA）はう蝕リスク評価に関する情報[78]を公開しています（*http://www.ADA.org/en/member-center/oral-health-topics/caries-riskassessment-and-management*）．フッ化物サプリメントは，う蝕リスクの高い小児に限定して推奨されていることに注意が必要です[8]．う蝕リスクは時間とともに変化するため，定期的に評価すべきです．

　フッ化物サプリメントは，う蝕予防に有効です．フッ化物サプリメントの恩恵を最適にするためには，生後6カ月から16歳まで毎日サプリメントを利用するべきです[8]．しかし，どれくらい服用スケジュールを守るかは個人ごとに大きくばらつきます．そのため，同報告書ではう蝕予防におけるサプリメントの恩恵を最大にするため，処方する医療従事者は対象児が計画通りに服用しているかを注意深く観察するべきであるとしています．服用スケジュールが守られていない懸念がある場合，フッ化物入りのボトル水など，患者の他のフッ化物源を考慮することが必要かもしれません[8]．

　フッ化物サプリメントはう蝕を減らす際に有効ですが，その使用と結果として得られる治療効果を妨げる多くの要因があります：

- 患者／親／養育者は，必要な評価とサプリメントを処方できる専門の医療提供者に服用期間中に繰り返しアクセスする必要があります．
- サプリメントは，薬局／製薬サービスを通じて購入し，必要に応じて補充しなければなりません．
- サプリメントの費用が経済的に負担になる人もいます．
- 治療効果を最適化するために必要な服用スケジュール（小児は16歳まで毎日サプリメントを摂取する必要があります）を達成するのは困難です．

　フッ化物サプリメントを利用する場合，これらの潜在的な問題に注意が必要です．そのことを踏まえると，実施可能な地域であれば，水道水フロリデーションは医療専門家へのアクセスや個人の行動変容を必要とせず，効果が実証されたう蝕予防手段であることに注目すべきです．家庭，学校，職場で水道水を飲むだけで，社会経済的地位，学歴，その他の社会的背景に関係なく，地域の全員が恩恵を受けます[79]．フッ化物サプリメントは小児のう蝕を減らしますが，フロリデーションはその恩恵が地域の成人にも及びます．さらに，長期間にわたるフッ化物サプリメントの費用は，家庭の経済的負担になります．フッ化物サプリメントと水道水フロリデーションの間で，どちらが1人あたりの費用や恩恵を受ける人数が多いか，包括的に検討する必要があります[77]．

質問13　米国歯科医師会（ADA）のフッ化物サプリメント摂取推奨投与量スケジュールには，"必要なし"と書かれている部分があります．米国歯科医師会（ADA）は小児へのフッ化物応用を推奨しないということでしょうか．

答

　いいえ．それは推奨投与スケジュールの誤った解釈です．このスケジュールは，小児の年齢，主要な飲料水源およびその他のフッ化物供給源に応じた，フッ化物サプリメントの推奨量を示しています．

事実

　フッ化物サプリメント摂取推奨投与量スケジュール（表1）[8]で示しているのは，サプリメントに関してのスケジュールです．非フロリデーション地域に住んでいる小児も，食物や飲料品などからフッ化物を摂取しているでしょう．フッ化物サプリメントは，適切な量のフッ化物を摂取していない6カ月以上児を想定して作られています．表1は，う蝕予防効果を最大にするために追加的に必要なフッ化物の量を示しています．歯のフッ素症のリスクを減らすために，6カ月未満児はフッ化物サプリメントを摂取すべきではありません．

☞質問29参照

　フッ化物サプリメント摂取推奨投与量スケジュールは，1日に摂取するフッ化物摂取量の絶対的な上限ではありません．2011年に，医学研究所食品栄養局（Food and Nutrition Board of the Institute of Medicine）は，食事摂取基準（Daily Reference Intake：DRI）という，食物の栄養摂取量の包括的な基準値を決めました．この数値は，最初は健康に最適な必要栄養量を示していましたが，加えて栄養素の過剰な消費による健康被害のリスクを減らすための最大量のガイドラインも示しています．フッ化物摂取量は，中等度の歯のフッ素症を発現することなく，う蝕を減らすための値が設定されています[80]．

　例をあげると，フッ化物サプリメントスケジュールでは，飲料水中フッ化物濃度の低い地域（主要な給水のフッ化物濃度が0.3 ppm未満）に住む2歳児は，0.25 mgのフッ化物の補充を毎日受けるべきであると設定されています．これは，この年齢においてフッ化物の一日総摂取量を正確に0.25 mgにしなくてはいけないという意味ではありません．しかし，2歳児がきっちりと0.25 mgのフッ化物を毎日摂取することで，健康への副作用もなく重要なう蝕予防効果が得られます．フッ化物濃度の低い地域であっても，食品や飲料品からのフッ化物の摂取の可能性があり，この基準値の1日0.25 mgにはこれらのフッ化物の供給が考慮されています．食品や飲料品からフッ化物摂取の見込みのない幼児では，推奨投与量である1日0.25 mgの摂取ではう蝕予防に適切なレベルには達しないでしょう．

☞質問23参照

　以下の記述は間違っていません．「他のフッ化物摂取量が増加したため，フッ化物サプリメント用量が下げられました．」これは，フッ化物利用に反対

する人々がほのめかしているように問題なのではなく，むしろ，米国歯科医師会（American Dental Association：ADA）が今日得られている最も信頼できる科学的データに基づき正しい方針を決めているという証拠です．米国歯科医師会（ADA）は定期的にフッ化物サプリメントのスケジュールを見直しており，最新の知見に基づき推奨量を更新しています．

1994 年に米国歯科医師会（ADA）・米国小児歯科学会（American Academy of Pediatric Dentistry：AAPD）と米国小児科学会（American Academy of Pediatrics：AAP）の共催で，フッ化物サプリメントワークショップ（Dietary Fluoride Supplement Workshop）がシカゴで開催されました．科学的根拠のレビューにより，これまでになかったフッ化物の局所または全身応用を加味し，フッ化物サプリメントの推奨スケジュールについて新たな合意が形成されました[81]．

2010 年 12 月に，サプリメントの推奨スケジュールは再びレビューされました．そのとき，米国歯科医師会（ADA）の米国歯科医師会学術評議会（Council on Scientific Affairs：CSA）は科学的根拠に基づくフッ化物サプリメントの臨床的推奨スケジュールを公表しました[8]．この科学的根拠に基づくレビューは，1994 年に米国歯科医師会（ADA）が作成したフッ化物サプリメント推奨スケジュールに関する年齢区分を支持し，変更はありませんでした．さらに，同レビューではフッ化物サプリメントを処方する前に，処方する歯科医師と医師は患者のう蝕リスクを評価し，う蝕リスクが高い者のみが処方を受けるべきであると勧告しました[8]．もしも，う蝕リスクが高い場合は，患者の主要な飲料水源が評価されるべきであるとしています[8]．フロリデーションされた上水道はさまざまであり，患者の主要な飲料水源の正確な評価は難しいことを知っておくべきです．例えば，対象患者は家庭ではフロリデーション水を利用できないが，日中，学校やデイケアセンターでフロリデーション水を利用できるかもしれません．現在のフッ化物サプリメントのスケジュールは**表1**に示すとおりです[8]．

👉**質問 12 参照**

💧 質問 14　食塩フッ化物濃度調整と牛乳フッ化物濃度調整とはどのような手段で，どの国で使われていますか？

答

食塩フッ化物濃度調整と牛乳フッ化物濃度調整は，さまざまな政治的，地理的，財政的あるいは技術的な理由で水道水フロリデーションを実施できない米国以外の国々で，地域単位にフッ化物を供給する公衆衛生上のう蝕予防手段として利用されています．

事実

食塩フッ化物濃度調整の実践は，米国で水道水フロリデーションが開始されてからおよそ 10 年後の 1950 年代に始まりました[82]．甲状腺腫の予防にヨウ素添加食塩を使用した数十年間の成功に基づき，1956 年に初めてスイスで食塩フッ化物濃度調整が導入されました[83]．

2013 年に発表されたレビューによると，食塩フッ化物濃度調整は多数の欧州諸国で利用されていますが，その普及状況は国によって大きく異なります[82]．ドイツとスイスは，人口の 3 分の 2 を超える範囲（それぞれ 67％と 85％）に普及しています．オーストリア，チェコ共和国，フランス，スロバキア，スペインなどの欧州諸国では，食塩フッ化物濃度調整の使用は一部地域に限定して利用されているに過ぎないと報告されています[82]．ハンガリー，ルーマニア，スロベニア，クロアチア，ポーランドなどの国々では食塩フッ化物濃度調整の導入を検討しましたが，実現できませんでした[84]．

欧州の規則（2017 年現在）では，食塩フッ化物濃度調整と水道水フロリデーションともに許可されています[82]．しかし，大半の欧州諸国では，国民の歯科保健を増進させるための最も重要な手段として，1 日 2 回のフッ化物配合歯磨剤の使用を推奨しています．欧州では，通常 1,500 ppm のフッ化物配合歯磨剤が店頭販売されている[85]のに対して，米国で市販されている歯磨剤には一般的に 1,000〜1,100 ppm フッ化物が配合されています[86]．

歴史的には，1980 年代後半から 1990 年代初めに欧州で起こった政治情勢の変化以前に，水道水フロリデーションはドイツ民主共和国とチェコスロバキア共和国で広く利用され，ポーランドでは一部地域

で行われていました．これら東欧諸国では共産主義政権の終焉とともに，歯科公衆衛生関連の取り組みは大幅に後退しました．水道水フロリデーションは1993年までいくつかの小さな町で継続されましたが，それも中止となりました[84]．

北米と南米では，ベリーズ，ボリビア，コロンビア，コスタリカ，ドミニカ共和国，エクアドル，メキシコ，ペルー，ウルグアイ，ベネズエラが食塩フッ化物濃度調整を採用しています．欧州と同様に，食塩フッ化物濃度調整の普及状況は国によって異なります．コロンビア，コスタリカ，ジャマイカ，メキシコ，ウルグアイでは，食塩フッ化物濃度調整がほぼ全国に普及していますが，それ以外の国ではそれほどの普及率ではありません[82]．

2013年には，食塩フッ化物濃度調整利用人口は欧州で約6,000万人，南北アメリカ大陸で1億6,000万人と推定されています[82]．

北米，南米，中米，カリブ海地域の健康問題を担当する世界保健機関（World Health Organization：WHO）の地域部門である汎米保健機構／WHOアメリカ事務局（Pan American Health Organization：PAHO）は，南北アメリカ大陸の地域で，水道水フロリデーションと食塩フッ化物濃度調整を使用したう蝕予防プログラムを実施するための方策の開発に積極的に取り組んできました[87]．歯のフッ素症のリスクを最小限に抑えながら最大のう蝕減少を達成するために，国はこれらの2つ（水道水フロリデーションまたは食塩フッ化物濃度調整）の公衆衛生手段のうちの1つだけを実施するよう勧めています．米国は水道水フロリデーションを実施しています．米国食品医薬品局（U. S. Food and Drug Administration：FDA）は，米国でのフッ化物濃度調整食塩の使用を承認していません．

コロンビア，ハンガリー，スイスで行われた食塩フッ化物濃度調整の有効性を評価する初期の研究は，食塩から摂取されたフッ化物は水道水フロリデーションと同等のう蝕減少をもたらすことを示しました[88, 89]．ヒトが消費するすべての食塩（家庭用食塩とパン製造，レストラン，施設，および加工食品用の業務用食塩）がフッ化物濃度調整されている場合，う蝕抑制効果は長期間にわたる水道水フロリデーションの効果に匹敵する可能性があります[88, 89]．

家庭用食塩のみにフッ化物濃度調整されると，う蝕予防効果は低くなります[88]．1980年代と1990年代にコスタリカ，ジャマイカ，メキシコで行われた研究でも，う蝕の有意な減少が示されました．ただし，これらの研究にはう蝕減少に影響する可能性のある変数が含まれていないことが指摘されました[88]．

食塩フッ化物濃度調整には，中央の浄水場システムを必要としないため，浄水システムのない国々で特に価値があります．食塩フッ化物濃度調整は，また非常に費用対効果の高い公衆衛生手段です．たとえば，ジャマイカでは，すべての食塩がフッ化物濃度調整されており，フッ化物濃度調整食塩の年間費用は1人あたり6セントで，う蝕が84%減少することが報告されています[87]．フッ化物濃度調整食塩の製造費用は非常に低廉のため，消費者はフッ化物濃度調整食塩とフッ化物濃度未調整食塩を同じ価格で購入できます[90]．

食塩フッ化物濃度調整の実施には，水道水フロリデーションにはない独特の課題があります．食塩の供給源，フッ化物濃度調整食塩を製造する地元業者の積極性，またはフッ化物濃度調整食塩を輸入するニーズを研究する必要があります．食塩フッ化物濃度調整は，飲料水中の天然フッ化物濃度が低い地域でのみ実施されるべき方法で，飲料水中のフッ化物濃度をすべて地図に明示し，調整食塩が飲料水フッ化物濃度の中程度から高い地域には持ち込まれないように計画を立てる必要があります（歯のフッ素症リスクを減らすため）．さらに，フッ化濃度調整食塩を消費している人の尿中のフッ化物濃度をベースライン（実施前）から開始し，定期的に追跡して測定する監視プログラムを開発する必要があります．食塩フッ化物濃度調整は，通常住民投票を行ってから導入されることはありませんが，食塩製造業者や調理食品に食塩を使用するあらゆる分野の団体の協力を得る必要があります[89]．さらに，住民投票の過程を回避し，特別の権能のある規制を見極めるために，医療専門家と保健関係部局向けに教育面での努力が払われる必要があります[83]．

多数の欧州諸国では，消費者は家庭用にフッ化物濃度調整食塩またはフッ化物濃度未調整食塩のいずれかを選んで購入します．水道水フロリデーションとは異なり，フッ化物濃度調整食塩またはフッ化物

未調整食塩を購入するオプションでは，個人の選択が尊重されると主張されていますが，地域住民の一部がフッ化物濃度調整食塩を購入し使用することになり，食塩フッ化物濃度調整は公衆衛生手段として有効でないと指摘されています[88]．たとえばフランスでは，政令で1986年に家庭用のフッ化濃度調整食塩を消費者が利用できるようになりましたが，フッ化物濃度未調整食塩も引き続き購入できました．積極的な公衆衛生キャンペーンにより，1991年までのフッ化物濃度調整食塩の市場占有率は50％に，1993年には60％までに達しました．その後，公衆衛生キャンペーンは終了しました．すると2003年までに，市場占有率は27％に減少しました[82, 91]．恵まれない人々に効果的に行き渡る公衆衛生手段を成功させるためには，人口の約70％がフッ化物濃度調整食塩を使用する必要があることが示唆されています．これに対して，使用率が50％未満の場合，公衆衛生への影響は最小限であると考えられます[82]．欧州の状況は個人の選択を尊重していますが，ヒトの消費するすべての食塩をフッ化物濃度調整する南北アメリカのプログラムは，個人の選択の問題で対立するように見えますが，それでも食塩フッ化物濃度調整は住民に広く受け入れられ，うまく機能しているようです[92]．

多くの研究では，食塩フッ化物濃度調整プログラムが実施されている地域での歯のフッ素症の発生の増加を示しています．たとえば，2006年のコホート研究では，1991年にメキシコのカンペチェで食塩フッ化物濃度調整を実施する前後で，小児の歯のフッ素症の有病と症度を調査しました[93]．この研究では歯のフッ素症と判定された歯の85％は，非常に軽度に分類されていますが，1990〜1992年に生まれた小児は，1986〜1989年の期間に生まれた小児よりも歯のフッ素症を多く所有する傾向にあると示しました[93]．2009年に発表されたジャマイカの小児を対象とした調査でも同様の結果が示されました[94]．ジャマイカは1987年に食塩フッ化物濃度調整プログラムを開始しました．1999年には，セントエリザベスの周辺地域に歯のフッ素症の有病率が高いことが判明しました．2006年に，診査者たちは同地域の小児の歯のフッ素症を再評価しました．1999年の6歳児と比較して2006年の6歳児の

う蝕経験がわずかに減少したことが示されましたが，一方で1999年の6歳児よりも2006年の6歳児は歯のフッ素症の有病率が高いことも判明しました．食塩フッ化物濃度調整の実施に加えて，フッ化物配合歯磨剤とフッ化物洗口液の使用の増加を含む他の要因が影響している可能性があります[94]．しかし，これらの両研究は，食塩フッ化物濃度調整プログラムを実施する場合，特に複数の方法からのフッ化物摂取を注意深く監視する必要があることを指摘しています．

牛乳フッ化物濃度調整は，米国以外の国で，水道水フロリデーションの代替手段として提案されています．牛乳フッ化物濃度調整の有効性に関する研究は，ブラジル，ブルガリア，中国，イスラエル，日本，ロシア，英国などの国々で行われてきました[95]．これらの研究の多くは，牛乳フッ化物濃度調整プログラムが，う蝕を予防するための効率的で費用対効果の高い方法であることを報告しています[95]．例えば，2001年のフッ化物濃度調整粉乳および乳調整品を使用したチリの未就学児を対象とした研究では，フッ化物濃度調整されなかった粉乳利用の対照群と比較して，乳歯う蝕（未処置，喪失および充塡）歯面数が41％減少したことが報告されました[96]．さらに，同研究では，4年間のプログラム実施後，介入群のう蝕のない小児の割合が22〜48％に増加しました[96]．

2004年に，学校の牛乳フッ化物濃度調整計画に参加した英国北西部の学童の歯の健康を，フッ化物濃度未調整牛乳を飲用する同じ年齢層の学童の対照群と比較しました[97]．研究対象児の平均年齢は11歳でした．本研究の実験群は，フッ化物濃度調整牛乳を最低6年間飲用していることが条件でした．第一大臼歯のう蝕経験を調べた結果，牛乳フッ化物濃度調整飲用児は，フッ化物濃度未調整牛乳を飲用児（DMFT 1.46）よりも，う蝕経験（1.01 DMFT）が少ないことが示されました[97]．

ブルガリアの地域牛乳フッ化物濃度調整プログラムの研究では，3歳児と同一児の8歳を対象にう蝕を調べました[98]．この研究は，学校で5年間フッ化物濃度調整牛乳を飲用した児童のコホートのう蝕経験は，学校でフッ化物濃度未調整牛乳を飲用した児童のコホートと比較して，う蝕経験がかなり低い

飲料水基準に該当する76項目について詳細なレビューを実施し，その結果を第三回6年間隔レビューで公表しました[25]．飲料水基準項目の一つとして，水道水中に天然に含まれるフッ化物の基準について再評価され，「今回修正の必要はない」中の「優先順位の低い，重要でない項目」と見なされる規制対象汚染物質リストに分類されています[25]．

米国連邦官報での米国環境保護局（EPA）の第三回6年間隔レビューの結果発表[31]では，2006年の米国国立研究評議会（NRC）報告と米国環境保護局（EPA）のフッ化物のリスク評価と相対寄与率を含めて，第一回6年間隔レビューから実施されたフッ化物の再評価が示され，フッ化物以外の物質が健康にとって非常に問題であることが特に言及されていますが，米国環境保護局（EPA）は現在の第一次上限濃度（MCL）／第一次上限濃度の目標値（MCLG）（飲料水中天然フッ化物の上限濃度である）4mg/Lを変更する必要はないとことを推奨しています[31]．

質問21　米国環境保護局 (EPA) によって設定された飲料水中天然由来フッ化物の第二次上限濃度（SMCL）とは何ですか？

答

飲料水中天然フッ化物の第二次上限濃度（SMCL）は，2mg/Lであり，連邦政府の法的拘束力を持たない基準です．

事実

米国環境保護局（EPA）は，第一次上限濃度（MCL）に加え，第二次上限濃度（SMCL）の2mg/Lを設定しました．第二次上限濃度（SMCL）に法的拘束力はありませんが，天然フッ化物濃度が2mg/L以上の水を常時利用している家庭では，小児の（顎骨内で）形成中の永久歯に中等度から重度の歯のフッ素症が発生する可能性があることから，水道局は住民に警告するよう義務づけられています[32]．水道システムが第二次上限濃度（SMCL）を超えた場合には，必ず以下の事項を含め通知しなければなりません．

1．通知では，フッ化物濃度が2.0mg/L以上では，9歳以下の小児に歯のフッ素症が発現する危険性があることを家族に警告することを目的にしてい

ます．

2．歯のフッ素症は歯の形成期に（長期継続して）高濃度のフッ化物を摂取したときにのみ発現するので，成人には（歯の萌出後のため）影響がありません．

3．第二次上限濃度（SMCL）を含むすべての水質基準を満たす飲料水を保証するための，代替水源と処理情報を得るために水道局と連絡を取ることができます[32]．

質問22　米国で，水道水フッ化物濃度が推奨レベルに調整されている地域において，大気，水および食品からのフッ化物の摂取総量は，健康に重大なリスクをもたらしますか？

答

水道水フッ化物濃度が推奨レベルで調整された米国のいずれの地域においても，大気，水および食品からのフッ化物摂取総量は重大な健康上のリスクになりません．

事実

大気中のフッ化物

大気由来のフッ化物は，通常であれば無視できる程度の濃度です．米国での大気中フッ化物濃度に関する研究から，大気中のフッ化物は人のフッ化物総摂取量にほとんど関係しないことが示されています[9,30]．

水中のフッ化物

何世代にもわたり，非常に多くの人は，飲料水中の天然フッ化物濃度がう蝕予防のための推奨濃度，あるいはそれより高い地域で暮らしてきました．これらの住民を対象とした研究から，給水中のフッ化物の安全性が確認されてきました[1~5]．

水道水中フッ化物濃度が8.0mg/Lであるテキサス州バートレットと0.4mg/Lであるテキサス州キャメロンの長期居住者を対象に，10年間にわたり臓器，骨，組織の検査を含む比較研究が行われました．バートレット（8.0mg/L）の居住者における歯のフッ素症の発現率が高かった以外には，フッ化物がう蝕予防に推奨されるより10倍も高いフッ化物濃度であっても，長期間飲料水と食品からのフッ

化物を摂取した結果（居住者は平均36.7年間も高濃度のフッ化物を含む飲料水を飲用していました），臨床的に有意な生理的あるいは機能的な影響はありませんでした[5]．

米国における地下水の天然フッ化物レベルはごく低濃度から4 mg/Lまで広範囲に分布しています．米国の公共水道システムは米国環境保護局（EPA）によって監視され，EPAは公共水道が天然由来のフッ化物濃度4 mg/Lを超えないように求めています[31]．米国の水道水のフッ化物至適濃度は米国公衆衛生局（USPHS）により，0.7 mg/Lに設定されています[16]．この濃度は，歯のフッ素症の発生を最小限に抑え，う蝕を予防する条件として設定されました．

フロリデーションが実施されている地域住民は，フロリデーションされた水道水から，また部分的に食品や他の飲料から毎日フッ化物を摂取します．フロリデーション水とその水でつくられる飲料は，主要なフッ化物摂取源となります．従来の推定では，食事性フッ化物摂取量の約75%はフロリデーション水とその水からつくられる飲料中のフッ化物です[33,34]．0.7 mg/Lにフロリデーションされた水を1L飲む個人は，この水から0.7 mgのフッ化物を摂取することになります．

食品中のフッ化物

ある期間内における食品と飲料中のフッ物量を調べてみると，食事からの平均フッ化物摂取量は比較的一定に保たれているように考えられます[35]．フロリデーション水を用いた製品（市販されているか個人によって作られたかは別にして）あるいは調理品を除けば，フロリデーションの実施の有無に関わらず，大半の飲食物中のフッ化物量に有意な地域差はありません．フロリデーション水が調理に使われる際には，食品と飲料中のフッ化物量はより高くなります．この差に時代による変動は見られません[33～35]．

2004年に開始し，2005年に更新された全国フッ化物データベースは，米国の食品と飲料のフッ化物濃度に関する包括的で，国内の状況を反映するデータベースであり，米国で消費される27食品群における427食品と飲料のフッ化物濃度が掲載されています[34]．このフッ化物データベースは，疫学研究者と保健研究者がフッ化物摂取を推定したり，フッ化物摂取とヒトの健康の関連を調査したりする際に役立つように設計されています．このデータベースには飲み物，水および利用頻度の低い食品のフッ化物量も含まれています[34]．

米国の新鮮な固形食品に含まれるフッ化物は，一般に0.01～1.0 ppmの範囲です[35]．フッ化物は骨のような石灰化組織と親和性があるため，フッ化物濃度が最も高い食品は，海水のフッ化物が反映される魚介類であり，サーディン（鰯の幼魚）のように，骨まで食べる場合に影響します．シリアル穀物，焼き菓子，パン，他の穀物製品のフッ化物濃度は0.06～0.72 ppmです．野菜（葉，根，豆類，緑黄色野菜）の大部分は，フッ化物濃度が0.01～0.5 ppmと低く，果物は一般的に0.01～0.2 ppmと野菜よりさらに低い値です．果物の中でもレーズンは例外で，特定の農薬を使用し，干して濃縮されるため，他の果物よりもフッ化物濃度が高くなります[35]．

お茶は茶葉の使用量，煎じる水のフッ化物濃度および浸積時間により変化しますが，1～6 ppmのフッ化物を含みます[36]．煎じることのない無糖インスタントティー粉末のフッ化物量は，非常に濃縮されているため，乾燥粉末として報告されている場合には非常に高濃度になるようです．しかし，無糖茶粉末をティースプーンに1杯とり，8オンス（約240 cc）の水に加えると，インスタントティーのフッ化物濃度は通常の茶のフッ化物濃度とほとんど変わりません[34]．

至適レベルにフロリデーションが実施されている都市で商業的に調理（料理あるいは濃縮果汁などに水を加えるような処理）された食品と飲料は，フッ化物濃度の低い地域で調理された飲食物より高濃度のフッ化物を含んでいます．これらの飲食物は調理された都市で消費されるだけでなく，フッ化物濃度の低い地域にも配送され消費されます[37]．この"ハロー（後光）"あるいは"拡散"効果により，フッ化物濃度の低い地域の住民にフッ化物摂取の増加をもたらし，う蝕予防作用を増強させます[38,39]．このような各種フッ化物源の広範な利用の結果，フロリデーション地域とフッ化物濃度の低い地域のう蝕率の差は数十年前より幾分小さくなりましたが，それでもなおフロリデーション地域のほうが有意にう蝕

が少ないのです[38]．この拡散効果を考慮しないと，フロリデーション水を用いて製造された多くの製品が非フロリデーション地域に配送されたことによる総合的な恩恵を過小評価する恐れがあります[38]．

1.0 mg/L 水道水フロリデーション地域に住んでいる小児の，1日あたりの飲食からのフッ化物摂取量（体重1 kg あたりに換算したフッ化物 mg）平均は 0.05 mg/kg/day です．一方，至適フッ化物濃度より低い地域における小児の平均フッ化物摂取量は，フロリデーション地域の小児に比べて約50％低いと推定されています[40]．1.0 mg/L のフロリデーション地域における成人の飲食によるフッ化物摂取量は平均 1.4〜3.4 mg/day で，フッ化物濃度の低い地域の平均は 0.3〜1.0 mg/day です[40]．2015年にフロリデーションによる飲料水フッ化物濃度は 0.7 mg/L に推奨されたことによって，1.0 mg/L でフロリデーションを実施していた地域の水道水からの平均のフッ化物摂取量は30％減少することになります．

質問23　フッ化物によるう蝕予防を最大限に発揮するには，どれくらいのフッ化物量が推奨されますか？

答

他の栄養素と同じように，1日あたりのフッ化物摂取量は，年齢や体重によって異なります．適正に摂取されればフッ化物は安全で効果的です．

事実

1997年に，米国医学研究所（Institute of Medicine：IOM）の食品栄養委員会は，飲食物からの栄養摂取基準値を発表しました[40]．新しい基準値である食事摂取基準（DRI）は，1941年から米国科学アカデミーが設定してきた栄養所要量（RDA）に代わるものです．新基準値は健康のために必要な栄養量を示しており，栄養を取り過ぎることによる副作用のリスクを減らすために，初めてその最大摂取量を設定しました．フッ化物にはう蝕予防効果が認められているので，カルシウム，リン，マグネシウム，ビタミンＤと同じように，食事摂取基準が設定されました（この質問の**表2**参照）．

目安量（Adequate Intake：AI）は副作用がなく，健康を維持していくための摂取目標として設定されています．フッ化物の目安量は中等度の歯のフッ素症を発現することなく，う蝕を減らすために必要な1日の摂取量です．総てのフッ化物源（フロリデーション水，食品，飲料，歯科用フッ化物製剤，フッ化物サプリメント）から摂取するフッ化物の適正摂取量は 0.05 mg/kg/day に設定されています[40]．0.05 mg/kg に設定された目安量（AI）を用いて，健康のために1日に摂取されるフッ化物量を性別と年齢別に算出（平均体重として表現）しました．

上限量（Upper Intake：UL）は最大レベルの基準値として設定されています．上限量（UL）は目安量（AI）よりも高くなりますが，摂取推奨量ではありません．上限量は健康に悪影響を及ぼさない最大摂取量です．種々のフッ化物源（フロリデーション水，食品，飲料，歯科用フッ化物製剤，フッ化物サプリメント）から摂取するフッ化物の上限量は，幼児から8歳までは 0.10 mg/kg/day（1日の体重1kg 当たり mg）に設定されています．それ以降の小児と成人では，もはや歯のフッ素症発現の心配はないので，フッ化物の上限量は体重に関わらず 10 mg/day に設定されています．フッ化物について設定された上限量を用いて，8歳までの小児について中等度の歯のフッ素症リスクを減らすために一日に消費するフッ化物量を性別と年齢別に算出（平均体重として表現）しました（**表2**参照）[40]．

実例として，1日に2 mg のフッ化物の摂取は，体重88ポンド（40 kg）の9〜13歳の小児にとって適量となります．これは，0.05 mg/kg/day（AI）× 40 kg（体重）＝ 2 mg という計算によります．同時に88ポンド（40kg）の小児は，上限量（UL）として1日に 10 mg のフッ化物摂取が許容されます．

水道水フロリデーション地域に住む小児は，フロリデーション水，食品や飲料などからフッ化物を摂取しています．水道水フロリデーション水の場合は，フッ化物 0.7 mg を摂取するのに 0.7 mg/L のフロリデーション水1リットルを摂取しなければなりません．6歳未満児の平均飲水量は，1日あたり0.5リットル以下です[35]．したがって，6歳未満児はフロリデーション水（0.7 mg/L）から1日に 0.35 mg 未満のフッ化物を摂取することになります．小児がフッ化物濃度の低い地域に住んでいて，う蝕リスクが高

表2 フッ化物の食事摂取基準
米国医学研究所の食品栄養委員会　1997[40]

年齢階級	基準体重 kg (lbs)*	目安量 (mg/日)	上限量 (mg/日)
乳児　0〜6カ月	7（16）	0.01	0.7
乳児　7〜12カ月	9（20）	0.5	0.9
幼児　1〜3歳	13（29）	0.7	1.3
小児　4〜8歳	22（48）	1.0	2.2
小児　9〜13歳	40（88）	2.0	10.0
男子　14〜18歳	64（142）	3.0	10.0
女子　14〜18歳	57（125）	3.0	10.0
男性　19歳以上	76（166）	4.0	10.0
女性　19歳以上	61（133）	3.0	10.0

* 第3回米国国民健康栄養調査（NHANES III）の1988〜
1994年のデータに基づく値[40]

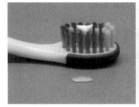 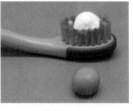

3歳未満児では，なすりつけるか米粒大を超えない量のフッ化物配合歯磨剤を使用　　3〜6歳児では，エンドウ豆を超えない量のフッ化物配合歯磨剤を使用

図4　幼児の歯磨剤量の使用例[49]

いと判定されたら，歯科医師や医師はフッ化物サプリメントを処方するでしょう[41]．表1の「フッ化物サプリメント投与スケジュール」（質問12参照）に示したように，現行の投与スケジュールでは各年齢の適正摂取量より少ない量が勧められます[41]．投与スケジュールは軽度から中等度の歯のフッ素症を発現させることなく，安全な領域でう蝕を減らすことができるように設定されています．例えば，3歳児の目安量（AI）は0.7 mg/dayです．フッ化物濃度の低い地域に住む3歳児に推奨されるフッ化物サプリメントの投与量は0.5 mgです．これは加工食品や飲料，その他から摂取されるフッ化物のための余地を残してあるからです．

　最近の小児は，数十年前より様々なものからフッ化物を摂取しているため，多くの集団でう蝕は減ってきました[16]．これらの摂取源の多くは局所的フッ化物利用と考えられますが，小児が不注意にフッ化物を飲み込んでしまうことがあります[42, 43]．歯磨剤からの不適切なフッ化物の飲み込みを減少させることにより，口腔の健康における利益を損なうことなく，歯のフッ素症のリスクを減らすことができます．

　例えば，幼児は歯磨きのたびにフッ化物配合歯磨剤から平均0.30 mgのフッ化物を飲み込むという多数の報告があります[44〜48]．乳幼児が一日に2回歯磨きをするなら，0.60 mgが摂取されます．これは表2の目安量（AI）を僅かに上回ります．0.60 mgの摂取は7〜12カ月児の適正摂取量を0.10 mg超過し，1〜3歳児の目安量を0.10 mg下回ります[40]．歯

磨剤は飲み込むものではないものの，幼児は歯磨剤だけから推奨された1日のフッ化物目安量を摂取しているようです．歯のフッ素症のリスクを減らすために，米国歯科医師会（ADA）は以下のように推奨しています[49]．

・3歳未満児では，養育者は歯が萌出したらすぐに，図4左のように歯ブラシになすりつけるか，米粒大を超えない量のフッ化物配合歯磨剤を用いたブラッシングを開始します．朝晩の1日2回，あるいは，歯科医師・医師の指示どおりにブラッシングします．また，幼児が歯磨きをするときに適正な歯磨剤量を使用するよう監視する必要があります．

・3歳児から6歳児では，保護者は図4右のように，歯ブラシにエンドウ豆大より小さめの量のフッ化物配合歯磨剤を使うべきです．朝晩の1日2回，あるいは，歯科医師・医師の指示どおりに磨きます．幼児が歯磨きをするときには，歯磨剤の飲み込みを最小限にするように監視する必要があります[49]．

☞質問29参照

　ここで述べたフッ化物量は，フッ化物の摂取量と飲み込み量であることに注意してください．フッ化物を摂取した場合，一部は体内にとどまり，一部は排泄されます．

☞質問25参照

💧 質問24　出生前のフッ化物サプリメントの摂取は必要ですか？

答

　母親が妊娠中または授乳中に健康のために，日々

のフッ化物の摂取量を増やす必要があると示唆する科学的根拠はありません. 現時点では,乳幼児のう蝕予防のために胎児期におけるフッ化物サプリメントの摂取を推奨する十分な科学的証拠はありません.

事実

米国医学研究所（Institute of Medicine：IOM）は次のように決定しました.「ヒトの研究から,授乳期におけるフッ化物の代謝機構に関するデータはありません. 母乳中のフッ化物濃度は非常に低く（0.007〜0.011 ppm）,母親が使用している飲料水のフッ化物濃度の違いにそれほど影響されないので,授乳中のフッ化物補充は乳幼児のフッ化物摂取と母親のフッ化物摂取の必要性に有意な影響を及ぼさないと考えられます」[40].

2005年の無作為化二重盲検研究[50]では,胎児期と出生後にフッ化物サプリメントを摂取した乳歯に取り込まれたフッ化物量と,出生後だけに摂取した乳歯のそれとを比較しました. 本研究の結論は,胎児期と出生後にフッ化物サプリメントの摂取した歯も,フッ化物取り込み量は出生後に由来するフッ化物取り込み量と同等でした[50]. この研究は,出生前のフッ化物サプリメントの摂取の有効性を評価するために,1997年に行われた無作為化二重盲検研究（胎児期のフッ化物摂取による有意な乳歯う蝕予防効果は認められないと結論）を追認するものとなりました[51].

質問25 摂取されたフッ化物はどのような経路をたどりますか？

答

ほとんどの摂取されたフッ化物は排泄されます. 体内に取り込まれたフッ化物の多くは,骨や歯といった石灰化（硬）組織中に存在します.

事実

コップ1杯のフロリデーション水を飲んだとしますと,摂取後フッ化物の大部分は胃と小腸から吸収され血流に移行します. そのため,血液中のフッ化物レベルは短時間に上昇し,20〜60分以内にピークに達します. フッ化物は,血漿（血液に含まれる液体成分）を介して硬組織および軟組織に運ばれ分

布します. 摂取後,フッ化物血漿レベルは急速に上昇し,石灰化組織によるフッ化物の取り込みと尿中への排泄のため,濃度は急速に低下し,通常は3〜6時間以内にほぼ元の状態に戻ります. 成人では,毎日吸収されるフッ化物の約50％が24時間以内に石灰化組織に沈着し,残りは尿中に排出されます. 体内に存在するフッ化物の約99％は石灰化した組織（主に骨）に存在しています[52].

摂取したフッ化物や体内に分布するフッ化物は,形成中の歯質に取り込まれます. 歯の形成中に定期的にフッ化物を摂取すると,フッ化物は歯の構造体に沈着し,長い間う蝕予防に役立ちます[53~58].

☞質問2参照

ヒトの年齢と骨格の発達段階はフッ化物保持率に影響します. 骨に取り込まれたり,体内に残ったりするフッ化物量は年齢に反比例します. フッ化物は高齢者よりも若年者の骨に多く吸収されます[52]. しかし,骨に吸収されたフッ化物は,血漿中のフッ化物濃度が低下すると血漿（血液の液体成分）に戻されます. この吸収と放出のサイクルは,生涯を通して継続します[52].

質問26 至適フッ化物濃度で調整された水道水を飲用することは,骨の健康に有害な影響を及ぼしますか？

答

今日までに得られている最も信頼できる科学的データによれば,至適フッ化物濃度で調整された水道水を飲用することは,骨の健康に悪影響を及ぼしません.

事実

いくつかのシステマティックレビューでは,水道水フロリデーションのフッ化物濃度は,骨の健康に悪影響を及ぼさないと結論づけています. 2000年に報告されたシステマティックレビューでは,水道水フロリデーションと股関節骨折（大腿骨頸部骨折）との間に明確な関連はないと結論づけられました[59]. このレビューには,骨折／骨の形成と水道水フロリデーションの関連性を調べた29件の研究論文が含まれていました. 股関節骨折以外の骨折タイプに関するエビデンスも同様の結果でした[59]. 2017年に

報告されたシステマティックレビューでは，至適濃度のフロリデーション水は骨折と関連していないというエビデンスがあるとした以前のレビューを追認しました[10].

システマティックレビューに加えていくつかの個々の研究では，飲料水に至適あるいは高い濃度のフッ化物を含む地域に居住する人々の骨に対する影響について，数多くの調査がなされてきました．これらの研究の大半は，フッ化物と骨折との関連性に焦点が当てられていました．さらに，フッ化物と骨の癌との関連性についても研究されました．その結果，フロリデーションと骨の健康に関する研究結果から，公衆衛生政策を変更する正当な理由を示す知見は一つもありませんでした．

以下の研究は年代順に列挙され，至適濃度のフロリデーション水の摂取と骨折との間に関連がないことを示すエビデンスとして追加されています．

アイオワ州でのフッ化物研究／アイオワ骨発達研究[60]では，アイオワ州の小児のコホートにおけるフッ化物摂取と骨測定(骨ミネラル量および骨密度)との関連に焦点が当てられました．対象児の食事からのフッ化物摂取量は，出生後から15歳までの多年にわたる詳細なアンケートに親が記入することで得られました．対象児のフッ化物摂取は，水，その他の飲料水，特定摂取食品，フッ化物サプリメントやフッ化物配合歯磨剤などの多くの供給源からのフッ化物摂取の推定量の合計でした．フッ化物の推定摂取量は，出生から15歳までのさまざまな期間の累積量として記録されました．フロリデーション地域に居住するほとんどの米国青年の至適濃度でのフッ化物に触れることは，骨ミネラル量に有意な影響を及ぼさないという結果を示しています．これらの所見は概ね11歳のコホート分析の結果と同様でした[61]．介入した4年間で，コホート対象児の骨量は概ね実質的に増加しました．例えば，全身の骨ミネラル量の増加平均は，女児で約61％，男児96％でした．思春期近くの骨成長の加速にもかかわらず，フッ化物摂取と骨量測定結果との関連性は弱く，他の変数を調整しても有意性は示されませんでした[60].

スウェーデンの研究者による約50万人を対象とした，この種では最大規模の研究の1つでは，住民のさまざまなフッ化物濃度の長期にわたる摂取と股関節骨折のリスクが調べられました．1900年1月1日から1919年12月31日までにスウェーデンで生まれ，かつ追跡調査の開始時に出生地で生計を立てているすべての人々が研究対象になりました．調査対象者に関する情報は，スウェーデンの健康登録簿とリンクされていました．それぞれの飲料水中推定フッ化物濃度は，非常に低い（<0.3 mg/L），低い（0.3～0.69 mg/L），中等度（0.7～1.49 mg/L），高い（≧1.5 mg/L）の4つに分類されました．2013年に研究者らは，さまざまなフッ化物濃度の飲料水を日的に摂取したスウェーデンの居住者は，フッ化物曝露による股関節骨折や低外傷性骨粗鬆症性股関節骨折のいずれも発症割合に差がなかったと報告しました[62].

2005年に発表された研究では，異なる3地域に居住する1,300人の女性の骨ミネラル密度レベルと骨折率の関係が評価されました．歩行が可能な女性を研究対象としました．女性の年齢は20～92歳であり，3地域の規模と人口統計は類似していました．この研究の一部では，フッ化物が有害な骨転帰に関連していたかどうかが分析されました．本研究では，血清中のフッ化物レベル，フッ化物摂取，さらに年齢，閉経状態，服薬など，骨代謝に係る重要な因子とフッ化物摂取ならびにフッ化物の相互作用を関連づけて骨代謝を測定しました．この研究結果では，フッ化物への長期摂取は骨の健康に悪影響を及ぼしていないと結論づけられました[63].

2001年に発表された研究[64]では，6地域の中国人の集団における天然由来のフッ化物含有飲料水への長期摂取に伴う股関節骨折を含む骨折リスクが調査されました．飲料水中フッ化物濃度は0.25～7.97 mg/Lの範囲でした．50歳以上の男女被験者計8,266人が研究に参加しました．その結果，身体全体の骨折率の傾向について興味深く，重要な所見が示されました．飲料水フッ化物濃度と対応した身体全体の骨折率を比較すると，飲料水フッ化物濃度が1.00～1.06 mg/Lの群で，フッ化物濃度が高い1.00～4.00 mg/Lの群および最も低い0.25～0.34 mg/Lの群よりも，骨折率が低値であることが示されました．この研究では，4.32 mg/L以上のフッ化物を含む飲料水からの長期フッ化物摂取は，股関節骨折だけでなく骨折全体のリスクを高める一方で，1.0～1.06 mg/Lの水フッ化物レベルでは，ごく僅かなフッ化

物を含む飲料水の摂取群に比較して骨折全体のリスクを減少させると結論づけられました[64]（4.32 mg/Lは，米国の水道水フロリデーションで現在推奨されているフッ化物濃度の6倍以上であることに留意してください）．

　集団を対象とした研究報告は多数ありますが，2000年に発表されたヒヤリーとフィリップスの両研究は，いずれも集団というより個人に関するリスクを調べたものでした．それは服薬，閉経年齢，アルコール摂取，喫煙，食事からのカルシウム摂取，身体活動などの個人単位の骨折リスク要因を考慮して調査しました．より厳密な研究計画で行われた2研究から，フロリデーション水を飲用しても股関節骨折のリスクの影響はないとヒヤリーは報告し[65]，同じく股関節骨折のリスクの増加はないとフィリップスらは報告しました[66]．

今日までに得られている最も信頼できる科学的データによれば，至適フッ化物濃度で調整された水道水の飲用は骨の健康に悪影響を及ぼしません．

💧 質問27　歯のフッ素症あるいはエナメル質のフッ素症とは何ですか？

答

　歯のフッ素症とは，歯のエナメル質の外観の変化であり，幼少期に歯肉下の顎骨内で歯が形成している期間に，長期にわたって種々の供給源からフッ化物を過剰に摂取した場合にのみ発生します[36]．米国では最もありふれた外観の変化を伴う歯のフッ素症は，影響を受けた本人あるいは歯科医師でさえ簡単に見極めることは難しく，検出するには訓練された専門家が必要とされています．米国で見られるこのタイプの歯のフッ素症は，歯の機能に影響を及ぼすことなく，歯のう蝕抵抗性を高めることができます[67]．軽度の歯のフッ素症の写真は，*https://www.ADA.org/en/membercenter/oral-health-topics/fluoride-topical-andsystemic-supplements* で見ることができます（軽度の歯のフッ素症は一般的にこれらの写真より目立たないことに注意してください．これは，写真を見やすくするために，唾液に被われて

表3　ディーンの歯のフッ素症分類 — 1942年[75]

分　類	基準 — エナメル質の外観の変化
正常（Normal）	滑らかで，光沢があり，薄いクリーム状の白色の透明感のある表面
疑問（Questionable）	少数の白紋または白斑
非常に軽度（Very Mild）	小さな不透明な，紙様白濁部が歯面の25％以下にみられる
軽度（Mild）	不透明な白濁が歯面の50％以下を占める
中等度（Moderate）	全歯面の白濁．咬合面に顕著な咬耗．褐色の着色が認められることがある
重度（Severe）	全歯面の白濁，陥凹部の分離と融合．褐色の着色

いる歯を十分に乾燥して軽度の歯のフッ素症でも目立つようにしています）．

事実

　歯冠（エナメル質で覆われた部分）は，歯が萌出する前に歯肉下の顎骨内で形成されます．第三大臼歯（智歯）以外の永久歯のエナメル質は，出生時から約8歳までに形成されます[68]．歯のフッ素症は，歯が歯肉下の顎骨内にある形成期にのみ生じるため，萌出後の歯については歯のフッ素症のリスクはありません．したがって，小児後期および成人に歯のフッ素症のリスクはありません[69]．また，フッ化物摂取に関係なく，歯のエナメル質の外観に影響を与える形成不全も，たくさんあることに注意してください．つまり，歯の不透明あるいは白濁のすべてが，フッ化物によって引き起こされているわけではありません．また，歯のフッ素症は，水道水フロリデーション未実施地域や，天然の飲料水中フッ化物濃度が低い地域の住民にも，発生することがあります[70~72]．

歯のフッ素症の分類

　歯のフッ素症の分類法は，複数あります．最も広く用いられている分類の一つは，1942年にディーンによって開発されました[73]（表3を参照）．ディーンの歯のフッ素症指数を使用する際には，個人の口腔の各歯について，表3のフッ素症指数で評価します．個人単位の歯のフッ素症指数は，2本以上に記録された症度分類のうち，高い方から2番目の値になります．1942年以来使用されているディーンのフッ素症指数は，その簡便さと，多くの先行研究結果と比較できることから，歯のフッ素症有病状

況の研究に用いられ続けています[74].

2010 年に，米国国立衛生統計センターの報告には，1986〜1987 年および 1999〜2004 年の米国の青少年における歯のフッ素症の有病率と症度の変化が述べられました[75].

1999〜2004 年にかけての報告によれば，青少年の 40.7 ％が歯のフッ素症を所有していました．歯のフッ素症は，飲料水からのフッ化物摂取だけでなく，歯が形成している年齢における歯磨剤，洗口液のフッ化物製剤からの摂取と過剰なフッ化物サプリメントの使用などによっても発症する可能性があることに注意してください．1994 年の 5 つの研究の分析では，歯のフッ素症のなかで，1.0 mg/L の水道水フロリデーションに起因する割合は約 13 ％であることが示されました[76]．言い換えると，その時点でフロリデーションを行わないことによって減少する歯のフッ素症は，わずか 13 ％であるということです．現在のフロリデーションでは，より低い濃度である 0.7 mg/L が使用されているため，減少幅は，より小さくなります．米国の歯のフッ素症の大部分は，フッ化物製剤の不適切な摂取が原因なのです[76].

米国の歯のフッ素症の大部分は，非常に軽度または軽度のタイプです．これらに分類される歯のフッ素症は，影響を受けた本人や歯科医師さえも簡単には見極められず，検出するには訓練された専門家が必要です．一方，歯の色や表面の不規則性による審美上（美容上）好ましくない変化を特徴とする中程度と重度の歯のフッ素症は，米国では一般的ではありません．ほとんどの研究者は，より重症な歯のフッ素症でさえ，機能的な有害作用はなく美容上の問題であるとみなしています[40]．1993 年，米国環境保護局（EPA）は，不快な歯のフッ素症の健康への影響は認められず，美容上の問題であると結論し，米国公衆衛生長官はこれを支持しました[77]．しかし，2003 年に米国環境保護局（EPA）は，米国国立研究評議会（NRC）に対して，国民の健康を守るため，フッ化物の第一次上限目標濃度（MCLG 図3 参照）の妥当性を評価するよう要求しました．最近のエビデンスをレビューするために委員会が召集され，最終的に 2006 年に「飲料水中のフッ化物—米国環境保護局（EPA）基準の科学的レビュー」[9]というタイトルの報告書が作成され，その報告の一部が以下に示されています．委員会のメンバーの大多数は，（エナメル質の陥凹部が特徴である）重度の歯のフッ素症はう蝕リスクを高める，という決定的ではないが示唆的なエビデンスに基づいて，健康に有害であると判断しました．また委員会のメンバーの全員が，重度の歯のフッ素症は歯に損傷を与えること，そして米国環境保護局（EPA）基準を守ることによって，この望ましくない状態の歯のフッ素症の発生を防ぐべきであることに同意しました．米国の飲料水中フッ化物濃度は 2 mg/L 未満であり，重度のエナメル質フッ素症の有病率は，非常に低いのです[9].

☞質問 20，21 参照

> 米国の歯のフッ素症の大部分は，非常に軽度または軽度のタイプです．これらに分類される歯のフッ素症は，影響を受けた本人や歯科医師さえも簡単には見極められず，検出するには訓練された専門家が必要です．

小児と成人に対する歯のフッ素症の心理的影響に関する研究は限られています．しかし，歯の外観／生活の質に関連する口腔の健康（OHRQoL）と歯のフッ素症の認識との関係を評価した 2009 年の文献レビューでは，非常に軽度から軽度の歯のフッ素症の影響はほとんどなく，いくつかのケースでは，軽度の歯のフッ素症は QOL を向上させることを示唆したエビデンスがありました[78]．2007 年の研究では，う蝕（むし歯）と歯のフッ素症の経験から，小児の生活の質に関連する口腔の健康（OHRQoL）を評価しており，う蝕は小児と両親の生活の質にマイナスの影響があり，軽度の歯のフッ素症はプラスの影響がある，と結論されました[79].

非常に軽度から軽度の歯のフッ素症は，歯の機能に影響を及ぼすものではなく，エナメル質のう蝕抵抗性を高めます．2009 年に発表された研究[67]では，米国の学童の歯のフッ素症とう蝕との関係が調査されました．この研究では，フッ素症の歯はフッ素症のない歯よりう蝕抵抗性が高いと結論づけられました．フロリデーションを導入または継続するかの方針を検討する際には，水道水フロリデーションによるう蝕予防の利益を考慮するだけでなく，軽度の歯

のフッ素症発現によるう蝕抵抗性の付与も考慮する必要があります[67].

> 非常に軽度から軽度の歯のフッ素症は，歯の機能に影響を及ぼすものではなく，エナメル質のう蝕抵抗性を高めます．

2010年に公表された報告[75]では，米国における歯のフッ素症の有病率（人口当たりの総症例の割合）について記され，1986〜1987年および1999〜2004年までの青少年における歯のフッ素症の有病率と重症度の変化について議論されました．この報告では，1999〜2004年の米国国民健康栄養調査（NHANES）と1986〜1987年の米国の学童の口腔衛生に関する全国調査のデータが使用されました．データは6〜49歳の，非ヒスパニック系黒人およびメキシコ系アメリカ人を含む様々な人種と民族からなります．両方の調査の口腔診査は，訓練を受けた歯科医師によって実施され，永久歯の歯のフッ素症の評価が含まれていました．ディーンの歯のフッ素症指数を用いて，歯のフッ素症の有病率と症度が判定されました．2010年に公開されたデータ[75]によれば，米国の6〜49歳でいずれかの歯のフッ素症に分類されている人は，4分の1未満でした．この年齢層の残りの4分の3については，60.6％には歯のフッ素症が認められず，16.5％は疑問型の歯のフッ素症に分類されました．6〜49歳の人に観察された歯のフッ素症所有者率の内訳は次のとおりです．

非常に軽度のフッ素症	16.0％
軽度のフッ素症	4.8％
中等度のフッ素症	2.0％
重度のフッ素症	1％未満

中等度および重度の歯のフッ素症は，6〜49歳の人の3％未満ですが，歯のフッ素症全例の10％未満でした．言い換えれば，歯のフッ素症全例の約90％は非常に軽度から軽度に分類されるということでした[75].

12〜15歳児の青少年の歯のフッ素症に関しては，1999〜2004年の歯のフッ素症の有病率は，1986〜1987年の同年齢児より高い値でした[75].

この報告書[75]をレビューする際に，米国国民健康栄養調査（NHANES）1988〜1994年では，歯のフッ素症が評価されなかったため，米国国民健康栄養調査（NHANES）1999〜2002年とそれ以前の米国国民健康栄養調査（NHANES）は比較できないことに留意すべきです．以前に収集された歯のフッ素症に関する唯一の全国データは，1986〜1987年に米国国立歯学研究所（NIDR）が行った米国の学童の口腔衛生に関する全国調査です．エナメル質のフッ素症の有病率と重症度の変化について推論する際に，NIDR 1986〜1987年と米国国民健康栄養調査（NHANES）1999〜2002年の研究デザインの違いを考慮する必要があります[75, 80]. これら2つの調査の違いとして以下の例が挙げられますが，これだけではありません：

- 米国国立歯学研究所（NIDR）調査は学校調査ですが，米国国民健康栄養調査（NHANES）は世帯調査です．
- 米国国民健康栄養調査（NHANES）は居住歴を収集しませんでした；米国国立歯学研究所（NIDR）は居住歴を収集しましたが，米国国立歯科研究所（NIDR）が単一の居住歴のある人だけの歯のフッ素症データを報告したかどうかは不明です．
- 米国国立歯学研究所（NIDR）は，フッ化物分析のために学校から水サンプルを収集しました；米国国民健康栄養調査（NHANES）は，2013〜2014年の調査まで分析用の世帯の飲料水サンプルを収集していませんでした．

表3に定義されているように，非常に軽度な歯のフッ素症は，歯の表面を覆う小さく不透明な紙の様な白濁が25％未満であることが特徴です．非常に軽度な程度の歯のフッ素症リスクは，個人のう蝕が少なくなり，歯科治療費が節約され，患者の不快感を回避し，歯の喪失を減らすという利点と比較検討する必要があります[81, 82]. さらに，歯のフッ素症のリスクはう蝕有病と裏腹の関係にあると見なすことができます[83]. う蝕は，美容上の問題，痛み，学校や仕事の休業を引き起こし，感染症や，場合によっては生命にかかわる健康への影響を引き起こす病気です．う蝕とは対照的に，歯のフッ素症は病気ではなく，そして生命を脅かすものではありません．

> 非常に軽度な程度の歯のフッ素症リスクは，個人のう蝕が少なくなり，歯科治療費が節約され，患者の不快感を回避し，歯の喪失を減らすという利点と比較検討する必要があります．

💧 質問28　乳幼児用調製粉乳を溶かすのにフロリデーション水を使用しても安全ですか？

答

フロリデーション水を使用して乳幼児用調製粉乳を溶かしても安全です．

事実

フロリデーション水を使用して，乳幼児用調製粉乳を溶かすことができます．ただし，乳幼児がフロリデーション水で溶かした乳幼児用調製粉乳だけを摂取している場合は，軽度の歯のフッ素症が増加する可能性があります[84~86]．両親が乳児用調整粉乳を溶かす際の何回かに，低濃度フッ化物ボトル水を使用すると，この可能性を低めることができます．これらのボトル水には，脱イオン，精製，脱ミネラル，あるいは蒸留というラベルが付いています．しかし，両親がこれらのタイプの水だけを使用すると，う蝕予防のために米国医学研究所（Institute of Medicine：IOM）が示した量のフッ化物を乳幼児が摂取しないことになることに注意すべきです[40]．また，乳幼児用調製粉乳を溶かす際に非フロリデーション水だけを用いたとしても，幼児が歯のフッ素症を発症しないことを保証するわけではありません．歯のフッ素症が発症する可能性は，永久歯が歯肉下の顎骨内で形成されているおよそ8歳まで続きます．この期間中，歯磨剤，洗口液，およびフッ化物サプリメントなどの供給源からのフッ化物摂取は，非フロリデーション地域でもフロリデーション地域でも，小児の歯のフッ素症発症に影響するのです[84]．

2006年11月に，米国国立研究評議会（NRC）の報告書「*飲料水中のフッ化物：EPA基準の科学的レビュー*」[9]を受けて，そして十分に注意を払って，米国歯科医師会（ADA）は「*乳幼児のフッ化物摂取に関する暫定ガイダンス（Interim Guidance）*」を発行しました．**この暫定ガイダンスは最新のもの**ではなく，改訂されました．残念ながら，フロリデーションに反対する人々はフロリデーションを阻止しようと，この改訂前の暫定ガイダンスを宣伝して利用し続けています．

2011年1月に暫定ガイダンスは，米国歯科医師会（ADA）の学術評議会（CSA）の報告書「*調合した乳幼児用調製粉乳からのフッ化物摂取とエナメル質のフッ素症に関する米国歯科医師会（ADA）のエビデンスに基づく臨床勧告*」に置き換えられました[84]．報告書は，特に禁忌がない限り，乳児が6カ月になるまで母乳育児だけで，少なくても12カ月になるまでは母乳哺育を続けることを提唱する「乳児の栄養のための米国小児歯科学会ガイドライン」を臨床医が守ることを推奨しています．さらに，臨床開業医が使用するように設計されたこの米国歯科医師会（ADA）の報告書は，栄養の主な供給源として粉末または液体濃縮乳児用粉ミルクを使用する乳児の両親と介護者に助言する際に，以下の提案をしています[84]．

- ・エナメル質のフッ素症発現の潜在的リスクを認識しながら，至適にフロリデーションされた飲料水で溶かされた粉末または液体濃縮乳幼児用調製粉乳の継続使用を提案します．
- ・エナメル質のフッ素症発症の潜在的リスクが懸念される場合には，フッ化物を含まないか，フッ化物濃度の低い水を用いて，すぐに摂取できる処方または粉末や液体濃縮処方を溶かすことを提案します[84]．

疾病予防管理センター（CDC）[85]ならびに米国保健福祉省（USHHS）などの機関[86]，米国公衆衛生学会（APHA）[87]，およびニューヨーク州保健局[88]などの保健局が，乳幼児用調製粉乳を溶かすためのフロリデーション水の使用に関する同様の情報を提供していることに注意してください．

💧 質問29　米国での歯のフッ素症の発生を減らすために何ができますか？

答

米国のエナメル質フッ素症のほとんどは，局所応用のフッ化物製剤（歯磨剤など）の摂取を制限し，フッ化物サプリメントの適切な使用を推奨すること

で防止できます．水道水フロリデーションによる小児のう蝕予防利益を否定することではありません．

事実

米国では，数十年前に比べ，さまざまな供給源からのフッ化物利用によって，より多くの小児が恩恵を受けるようになったため，う蝕は大きく減少しました．これらの供給源の多くは，局所応用だけを目的としています．しかし，フッ化物を使用する際に，その一部をうっかり飲み込んでしまう小児もいます[42, 43, 89]．不適切な局所応用によるフッ化物の飲み込みを減らすことはできます．そして，う蝕予防の利益を損なうことなく，歯のフッ素症のリスクを低減できます．

フッ化物配合歯磨剤

フッ化物配合歯磨剤はう蝕予防に効果的ですが，不適切に使用するとエナメル質のフッ素症の主なリスク因子になることが確認されています[42, 43, 89]．

歯のフッ素症のリスクを減らすために，米国歯科医師会（ADA）は以下を推奨しています[49]．

・3歳未満児の場合：養育者は，歯が萌出してきたらすぐに，その歯に塗りつける程度の少量か，米粒大を超えない量のフッ化物配合歯磨剤を使用して歯磨きを開始する必要があります（**質問23の図4左**を参照してください）．歯磨きは朝晩の1日2回，隅々まで行き届くように，または歯科医師や医師に教わった方法で励行してください．そこで適切な量の歯磨剤を使用するように，乳幼児のブラッシングを監督してください．

・3〜6歳児の場合：養育者はエンドウ豆大（**質問23の図4右**）を超えない量のフッ化物配合歯磨剤をつける必要があります．朝晩の1日に2回きちんと歯を磨き，歯科医師や医師の指示に従ってください．歯磨剤の飲み込みを最小限に抑えるために，幼児のブラッシングを監督します．

フッ化物配合歯磨剤の使用方法に関して年齢情報を含めた理由は，歯のフッ素症を発現しやすい年齢であることを考慮しているからです（歯が歯肉下の顎骨内で形成されている期間）．さらに，約6歳になるまでは，幼児は歯磨剤を吐き出したり，飲み込まなかったりする能力を十分に発揮できません．ブ

ラッシング中に誤って歯磨剤を飲み込むと，歯のフッ素症のリスクが高まります．8歳を過ぎると，永久歯のエナメル質の形成（第三大臼歯を除く）は基本的に完了します[68]．したがって，歯のフッ素症を発症するリスクはなくなります．歯が歯肉下の顎骨内で形成されている期間に歯のフッ素症発症のリスクがあるため，萌出完了した人には歯のフッ素症リスクはありません．

☞**質問27参照**

多くの研究により，フロリデーション地区と非フロリデーション地区の両方で，エンドウ豆大を超える量のフッ化物配合歯磨剤でブラッシングする幼児と，非常に軽度な歯のフッ素症リスクとの間に直接的な関係が認められました[42, 43, 48, 71, 89]．フロリデーションされていない地域で発症した歯のフッ素症の34％は，2歳までフッ化物配合歯磨剤で磨いた乳幼児であると解釈されたことは注目に値します[90]．至適にフロリデーションされた地域で見られた歯のフッ素症の68％は，生後1年間にエンドウ豆大を超す量を乳幼児が使用したことで説明されました[90]．とはいえ，乳児の1歳の誕生日前にう蝕の危険が始まるため，最初の歯が萌出したらフッ化物配合歯磨剤の使用を始めることが重要であると考えられています[49]．

フッ化物サプリメント

2006年に公開されたシステマティックレビューでは，生後6年間，特に最初の3年間のフッ化物サプリメントの使用は，歯のフッ素症の有意な増加をもたらすと結論づけられました[91]．

フッ化物サプリメントは，フロリデーションされていない地域に住んでいるう蝕リスクの高い小児にのみ処方するようにします[41]．

フッ化物サプリメントは，2010年に公開された「う蝕予防のためのフッ化物サプリメントの処方に関するエビデンスに基づいた臨床勧告：米国歯科医師会（ADA），米国歯科医師会学術評議会（CSA）[41]」に記載されている投与スケジュールに従って処方される必要があります．現在のフッ化物サプリメントスケジュールについては恩恵の節**質問12**の，**表1**に示されています[41]．

う蝕リスクレベルは医療従事者によって判定してもらうので，う蝕発生に寄与すると考えられる要因

を特定したり評価したりする，う蝕リスク評価によって決定されます[41]．小児のう蝕リスクは，小児の発育，家庭環境，食事管理，口腔衛生習慣の変化によって影響を受けるもので，日常的な要因に基づいて評価されます．う蝕のリスク評価に関する追加情報は，米国歯科医師会（ADA）のWebサイトで見ることができます[92]．食品には多くのフッ化物供給源があるため，フッ化物サプリメントの適正量の処方は複雑です．小児にサプリメントを処方する前に，フッ化物摂取歴を含めたすべての供給源を評価することが推奨されます[41]．この評価には，家庭用水のフッ化物濃度が不明な際に行う水質検査も含まれます．地域の給水システムを利用している家族は，水道水供給業者に連絡してフッ化物濃度レベルを質問するべきです．井戸を使用している消費者は，フッ化物含有量を正確に測定するために，毎年水質検査を行う必要があります．

☞**質問4参照**

フッ化物サプリメントは，6カ月から16歳の乳児と小児に対して投与を検討できます．サプリメントを毎日服用すると，う蝕予防利益が高まります．医療従事者は，養育者と小児がスケジュールを守ることができるかを考慮し，監視する必要があります．服用の遵守に問題がある場合は，別のフッ化物供給方法を検討する必要があります[41]．

家庭での市販薬のフッ化物含有歯科製品の使用

両親，養育者，そして医療従事者は，6歳未満児に対するすべてのフッ化物配合歯科製品の使用について慎重に監視する必要があります．他の治療製品の場合と同様に，多いほど良いとは限りません．同じことが，薬箱の中にあるほとんどの製品に当てはまります．フッ化物処方と市販薬（例えば，フッ化物配合歯磨剤と洗口液）のラベルの指示を厳守するように注意する必要があります．

米国歯科医師会（ADA）はフッ化物洗口液の使用を推奨していますが，洗口液を飲み込む可能性のある6歳未満児には奨めていません[93]**．【注釈参照】**

これらの製品は小児の手の届かない場所に保管する必要があります．洗口液の使用に関する追加情報は，米国歯科医師会（ADA）のWebサイトにあります[93]．

推奨濃度のフロリデーション飲料水

2015年に米国公衆衛生局（USPHS）は，歯のフッ素症のリスクと，う蝕予防効果とのバランスを最良化する水道水フロリデーションのフッ化物濃度（0.7 mg/L）を推奨しました[16]．

☞**質問19参照**

天然に高濃度のフッ化物を含む飲料水

地下水に天然に存在するフッ化物濃度が2 mg/Lを超える地域では，米国環境保護局（EPA）は消費者が小児に別の水源から飲料水を供給して歯のフッ素症のリスクを低める行動を考慮することを推奨しています[32]**．**

地域水道の供給を受けている乳幼児のいる家族は，給水業者に連絡して，飲料水中のフッ化物濃度を確認するべきです．個人的に井戸を使用している消費者は，フッ化物濃度を正確に測定するために，毎年水質検査をする必要があります．消費者は，水質検査の結果について歯科医師と相談し，適切な歯科ヘルスケア手段について話し合う必要があります．

永久歯形成中の乳幼児が2 mg/Lを超えるフッ化物濃度の水を飲んでいる家庭では，飲用や調理のために推奨されるフッ化物濃度を含む別の主要な水源を使用する必要があります[32]．

☞**質問21参照**

【注釈】

日本では，現在，ごく一部の天然フッ素地域を除き，水道水フロリデーション地区はなく，フッ化物サプリメントも入手できない．フッ化物の局所応用が行われている状況である．したがって，米国とは社会背景が全く異なるので，質問29の答えを日本に当てはめることは歯科保健上，適切ではない．

わが国の就学前幼児におけるフッ化物洗口の実施について，日本口腔衛生学会フッ素応用委員会は「適切な管理下で安全に行われており，有益性が高いので推奨される」との見解を表明している[*1]．実際の調査で，国際誌に掲載された1報告[*2]に対して，同誌の編集者は「（略）どの就学前幼児も洗口量を全量飲み込むことはなく，残留するフッ化物量は安全で推奨される範囲内にあった」との要約を掲載し，わが国の実情について理解を示した．

文献
* 1 日本口腔衛生学会フッ素応用委員会：就学前からのフッ化物洗口法に関する見解．口腔衛生会誌．46：116〜118, 1996.
* 2 Sakuma S. et al.：Fluoride mouth rinsing proficiency of Japanese pre-school aged children. Int Dent J. 54：126〜130, 2004.

💧 質問30　なぜフッ化物配合歯磨剤のチューブに警告ラベルがあるのですか？

答

フッ化物配合歯磨剤を含む多くの店頭販売品に貼られる警告ラベルは，米国食品医薬品局（FDA）によって安全で有効性が認められた製品を対象とするように規制されています．

事実

米国食品医薬品局（FDA）は，連邦規則集（CFR）で店頭販売（OTC）薬品に関する警告ラベルの規制を公開しています[94]．これらの規制の対象となるすべての非処方薬は，「子どもの手の届かないところに保管してください」と太字で表示されています．規制では，薬物が誤用された場合のラベルに記載される（最も可能性の高い曝露経路に基づく）3つの追加警告文を概説しています．それらはわずかに異なりますが，すべてに次の文言が含まれています．「……ただちに医師の診察を受けるか，毒物管理センターに連絡してください．」[94]

26のカテゴリーには，制酸薬，アレルギー薬，発汗抑制剤，風邪薬，目薬，そして歯磨剤や鎮痛剤，殺菌剤などの歯科製品が含まれています[95]．特定の米国食品医薬品局（FDA）規制[96]は，「人に使用される市販のう蝕予防剤」に適用され，「フッ化物配合歯磨剤（ゲル，ペースト，および粉末）」に使用される警告ラベルの正確な文言を規定します．これらの製品では，「警告」という見出しの下に次の文言を表示することが求められます．

　「6歳未満児の手の届かないところに保管してください．〔以下は太字で強調表示〕ブラッシングに使用した量以上を誤って飲み込んだ場合は，ただちに医師の診察を受けるか，毒物管理センターに連絡してください．」[96]

これらの規制対象としてリストされている店頭販売（OTC）薬品は，一般に米国食品医薬品局（FDA）によって安全かつ効果的であると認められています[94]．フッ化物配合歯磨剤は，警告ラベルを付けた多くの店頭販売（OTC）製品のひとつです．

> これらの規制対象としてリストされている店頭販売（OTC）薬品は，一般に米国食品医薬品局（FDA）によって安全かつ有効であると認められています．フッ化物配合歯磨剤は，警告ラベルを付けた多くの店頭販売（OTC）製品のひとつです．

米国食品医薬品局（FDA）は，1997年以来このようなラベル言語を要求してきたのに対し，米国歯科医師会（ADA）は1991年から米国食品医薬品局（FDA）承認シールを要求しているメーカーに，フッ化物配合歯磨剤にラベルを貼って，適切な使用を確実にし，それによって歯のフッ素症のリスクを軽減するよう要求しています．当時，米国歯科医師会（ADA）はラベルに以下の文言を付記しています．「飲み込まないように．6歳未満児には豆粒大の大きさを用いるように．飲み込まないようにするため，6歳未満児は大人に見てもらいながら行うこと．」

さらに米国歯科医師会（ADA）は，小児の安全を考え，当会が認める歯磨き剤には1本のチューブに含まれるフッ化物の総量を規制しています．仮に小児がフッ化物配合歯磨剤チューブの中身すべてを一度に摂取したとしても，一本のチューブに含まれるフッ化物の全量では，致命的な事故を引き起こすことはありません．実際のところ，チューブの歯磨剤を飲み込もうとする小児は，フッ化物によって深刻な病気になる量を飲み込む前に，歯磨剤に含まれる（フッ化物以外の）添加物によって嘔吐する可能性が高いでしょう．

💧 質問31　水道水フロリデーションによって供給されるフッ化物は有毒物質ですか？

答

いいえ．推奨レベルの飲料水中のフッ化物に毒性はありません．今日までに得られたもっとも信頼できる科学的エビデンスに基づいた結論です．

事実

毒性は用量に関連します．大量のフッ化物は有毒ですが，非常に高濃度フッ化物の大量投与の影響と，公共水道システムとして現在推奨されているフッ化物濃度との違いを認識することが重要です．生命

と健康に不可欠な多くの一般的な物質—食塩，鉄，ビタミンAおよびD，塩素，酸素，さらには水そのものと同様に，フッ化物は大量では有毒になり得ます．水道水フロリデーションに使用される推奨濃度（0.7 mg/L）はかなり低いレベルで，このフッ化物は有害でも有毒でもありません[16]．

> 水道水フロリデーションに使用される推奨濃度（0.7 mg/L）はかなり低いレベルで，このフッ化物は有害でも有毒でもありません．

急性フッ化物中毒を引き起こす可能性のあるフッ化物の1回投与量（一度に全量を摂取）は，体重1 kgあたり5 mg（フッ化ナトリウムなら体重1 kgあたり11 mg）です[97]．この量は「見込み中毒量（PTD）」とされ，「重篤または生命を脅かす全身の徴候および症状を引き起こす可能性のある最小量と定義されています．直ちに治療や入院が必要となります」[97]．至適濃度のフロリデーション水の摂取によってフッ化物の急性中毒が引き起こされることはありません[97]．1 mg/Lの飲料水の場合では，一人で体重1 kgあたり5リットルの水を飲む必要があります．例えば，成人男性（155ポンド/70.3 kg重の男性）の場合で，急性フッ化物中毒を想定するには，350リットル（約93ガロン；1 gallon=3.78 L）以上の水を一度に飲む必要があります．フロリデーション水である0.7 mg/Lの場合は，急性中毒になるには，一度にほぼ30％増の120ガロン（8オンスのグラスの1,900杯以上：1 oz=28 g）の水が必要になります．

フッ化物の慢性毒性は，推奨濃度のフロリデーション水よりはるかに高濃度のフッ化物に10年以上曝露した後に発生する可能性があります．長期の過剰フッ化物摂取に関連する主な機能的有害作用は，骨フッ素症です[58]．骨フッ素症の発症とその症度は，フッ化物摂取の程度と期間に直接関連しています．例えば，自然に約5 mg/L以上のフッ化物を含む水を10年以上摂取すると，骨硬化症の臨床的兆候（X線で骨密度の変化がみられる軽度の骨フッ素症）が起こります．5 mg/Lの天然フロリデーション地域では，1日あたり10 mgのフッ化物摂取は珍しいことではありません[40]．飲料水に自然に

含まれるフッ化物が4〜8 ppmのテキサスとオクラホマ州の17万人のX線調査の結果では，骨硬化症の症例は23例のみであり，運動障害性骨フッ素症の例は認められませんでした[98]．重度な骨フッ素症，または運動障害性骨フッ素症の証拠は，水道が最大20 mg/Lの天然フッ化物を含む米国の地域では認められませんでした[40, 99]．これらの地域では，「1日20 mgのフッ化物摂取は珍しいことではありません」[40]．運動障害性骨フッ素症は，米国では非常に稀であり，推奨濃度でのフロリデーション水の飲用で発生することはありません．本症例は最近35年間でわずかに5例が確認されたに過ぎません[58]．

👉質問26参照

米国環境保護局（EPA）は，国内で最も深刻な有害廃棄場を特定しています．これらの廃棄場は，有害産業廃棄物撤去のための基金（Superfund）：全米優先リスト（National Priorities List）が設立され，長期的な連邦クリーンアップ活動の対象となっている場所です[100]．米国毒物中毒登録庁（Agency for Toxic Substances and Disease Registry：ATSDR）は，これらのサイトで見つかった化学物質とこれらの有害物質の急性放出による曝露の影響を説明する有害物質の毒性プロファイルを作成します[101]．米国毒物中毒登録庁（ATSDR）は有害廃棄場から見つかった有害物質への曝露と人の健康に対する曝露影響に関するよくある質問への回答を提供しています．フッ化物，フッ化水素，フッ素の毒性プロファイルは，一部の集団が，化学物質の流出を伴う浄化などで発生する可能性のある多量のフッ化物と，その化合物の毒性の影響を異常に受けやすいことを示しています．しかし，これらの背景として高リスク集団において，水道水フロリデーションによる低濃度フッ化物の影響が，有害作用をもたらすことを示唆するデータはありません[101]．米国毒物中毒登録庁（ATSDR）は，フッ化物の公衆衛生上の見解として，「適正に使用される限り，フッ化物はう蝕の予防とコントロールにおいて有効である」と述べています[102]．

大量のフッ化物は有毒ですが，極めて高濃度のフッ化物を大量投与する影響と，至適に調整されたフロリデーション水に含まれる推奨量のフッ化物の影響の違いを認識することが重要です．大量のフッ

化物と微量のフッ化物の影響は同じであるという推論には全く根拠がありません．広く使用されている多くの物質は，少量では非常に有益ですが，大量では毒性があります．

長期間にわたる低濃度フッ化物の継続的な摂取による健康への有害作用の可能性がないか，広く研究され続けられています．他の栄養素と同様に，フッ化物は適切に使用，摂取されるなら安全で効果的です．今日まで，フロリデーションの安全性に対する非難は，一般に認められた科学的知識によって実証されたことはありません．70年を超える研究と実地経験を踏まえて，今日までに得られたもっとも信頼できる科学的データは，水道水フロリデーションが安全であることを示しています．

> 70年を超える研究と実地経験を踏まえて，今日までに得られたもっとも信頼できる科学的データは，水道水フロリデーションが安全であることを示しています．

🔹 質問32　推奨濃度のフロリデーションは癌の原因となり，その増殖を促進しますか？

答

今日までに得られたもっとも信頼できる科学的データによれば，ヒトの癌発生率と推奨濃度フロリデーションとの関連性はありません．

事実

1945年に水道水フロリデーションが導入されて以来，対象集団や時期の異なる50以上の疫学研究が行われましたが，フロリデーションと発癌リスクとの関連は認められていません[1]．米国[103～108]，日本[109]，英国[110～112]，カナダ[113]，オーストラリア[114]で研究が行われています．さらに，長年にわたり，世界中の数多くの独立した機関が，科学論文の広範なレビューを実施して，フロリデーションと癌の間には全く関係がないと結論しました[1,2,4,59,115]．安全性の節で**最初の質問17**には，フロリデーションと癌の間には関連性はないと結論した，近年のレビューを数多く列挙しています[10,11,13,15～18,20,21]．明らかに，今日までに得られたもっとも信頼できる科学的データは，フロリデーションと癌との関連性がないこと

を示しています．

> 明らかに，今日までに得られたもっとも信頼できる科学的データは，フロリデーションと癌との関連性がないことを示しています．

フッ化物と癌との間で関連性についての疑問の多くは，骨肉腫と呼ばれる骨癌の一種に集中しています．骨肉腫については，次項の**質問33**に取り上げます．

2011年10月，カリフォルニア州環境健康被害評価局（California Office of Environmental Health Hazard Assessment：OEHHA）は，発癌物質同定委員会（Carcinogen Identification Committee：CIC）の議を経て，フッ化物は癌の原因とならないと判断しました．このレビューは，カリフォルニア州のプロポジション65のリスト作成過程の一部でした[116]．プロポジション65とは，癌，先天異常，その他の生殖障害の原因として知られる化学物質から，カリフォルニア州民と州の水源を保護し，そのような化学物質の利用曝露を市民に知らせる目的で，1986年に制定されました．プロポジション65では，州知事が少なくとも年に1度は州の把握している癌，あるいは生殖毒性の原因となる化学物質のリストを公表することを求めています．カリフォルニア州環境健康被害評価局（OEHHA）は発癌物質同定委員会（CIC）の会議を運営し，プロポジション65でレビューされる物質のリストを管理しています．2009年5月29日に，カリフォルニア州環境健康被害評価局（OEHHA）が発癌物質同定委員会（CIC）によるレビューに選んだのは，フッ化物でした．フッ化物への曝露は広範であるため，フッ化物は評価される優先度の高い化学物質5つの中の1つとされました．続いて，パブコメの期間となりました．2011年7月8日に，定義65の次の段階として，発癌物質同定委員会（CIC）は「フッ化物とフッ化物塩の発癌性のエビデンス」という被害同定文書を公開しました．発癌物質同定委員会（CIC）は，この文書を参考に，プロポジション65でフッ化物を発癌物質としてリストすべきかどうかを審議しました．第二次パブコメの期間となりました．2011年10月12日の公開会議で，発癌物質同定委員会（CIC）は追

スクを増減する上でどの要因が重要であるかは，人によって異なる可能性があります．早期発症型アルツハイマー病は少なく（アルツハイマー病の10％未満），この病気の初期症状は一般に30～60歳代に現れます．主に遺伝子の変化によって引き起こされると考えられています[159]．

1998年に発表された研究では，フッ化物，アルミニウムとアルツハイマー病の潜在的な関係についての懸念が提起されました[160]．しかし，この研究の実験計画にはいくつかの欠陥があり，その実験から導かれる結論は正しいものではありませんでした[161]．以下の点に限定されるものではありませんが，実験期間中に死亡した齧歯類の割合が高いこと，および研究者らは実験動物に給餌された飼料中の高濃度アルミニウムおよびフッ化物を説明できないことなど，多くの実験方法ついて問題点が指摘されています[161]．数十年にわたり，少数の研究者は遅発性アルツハイマー病の発症にアルミニウムを関連づけてきました．しかし，大多数の科学者は「アルミニウム仮説」を放棄してきました[162]．

2000年に，中国の2つの農村地区の65歳以上の地域住民を対象に，飲料水中の微量元素と思考過程の関係に関する研究が実施されました[163]．現在の米国社会では，国民はとても地域間移動性が高く，生涯で多くの地域に住む傾向があります．一方，中国の農村の住民はほとんど移動しないので，この研究の高齢者は生涯同じ水と食べ物を消費していると研究者たちは確信していました．研究者たちは，思考過程に影響すると考えられる水中の7つの微量元素（カドミウム，カルシウム，フッ化物，鉄，鉛，セレニウム，亜鉛）を2つの農村地域で調査しました．そして，思考過程の3領域である記憶力，言語力，注意力を中国語に翻訳された地域高齢者用の認知症スクリーニングインタビュー検査を用いて計測しました．7つの微量元素の影響を分析した結果，著者らは，フッ化物とアルツハイマー病に見られるような思考過程の障害との間に関連性が認められなかったと結論づけました[163]．

質問44　推奨濃度に調整されたフロリデーション水は，心臓病の原因あるいは誘因となりますか？

答
推奨濃度に調整されたフロリデーション水は，心臓病のリスク因子になりません．

事実
米国心臓病協会（American Heart Association：AHA）は，循環器疾患の主なリスク因子として，加齢，男性，遺伝，喫煙，たばこ煙，血中コレステロール高値，高血圧，運動不足，肥満と糖尿病をあげています[164]．

アメリカ心臓病協会（AHA）のウェブサイトには，「上水道のフッ化物濃度を約1mg/Lに調整しても，心臓血管系にはいかなる有害作用も認められない」と記されています[165]．

これまでの多くの研究が，フロリデーションの程度とその都市の死亡率の関連について，評価をしています．国立衛生研究所（National Institutes of Health：NIH）の心肺血液研究所（National Heart, Lung and Blood Institute）の研究者たちは，水道水中のフッ化物濃度が天然に高濃度，至適濃度，低い濃度である地域の様々な資料を収集して調査しました．1972年に公表された，これらの分析結果[166]から，次のように結論づけました．「まとめると，フロリデーション都市と非フロリデーション都市の住民の健康の比較，天然に含まれるフッ化物のみ飲用する人と，産業の場で頻回にフッ化物飲用した人の医学的，病理学的検査，また国家規模でのフロリデーションの経験，これらがすべて一貫して示しているのは，フロリデーションが心臓血管の健康に有害作用をもたらした形跡はない，ということなのです」[166]．1978年，2つの追加研究が公表されました．最初の研究では，人口25,000人以上の473都市を研究対象とした，1950～1970年の間の死亡率の傾向を調査しました．この研究によれば，この20年間，フロリデーションと心臓病による死亡率の間に相関関係は認められませんでした[104]．もう1つの研究では，24のフロリデーション実施都市と22の非フロリデーション都市の住民，約3千万人の死亡率を，2年間比較しました[105]．フロリデーションが，心

臓病を含む健康への有害作用をもたらした形跡は，何一つ認められませんでした[105].

　フロリデーションに反対する人々はある研究結果を誤って解釈しており[167]，それが理由で「心血管疾患の流行により，毎年癌よりも多くの命が奪われており，これは大規模なフッ化物への曝露の所為である」と主張しています[167]．実際には，2012年1月に発行の核医学情報誌（Nuclear Medicine Communications）[168]に公表された研究では，アテローム性動脈硬化の存在と冠動脈疾患のリスクを判断するための試験でフッ化ナトリウム同位元素マーカーを使用することの利点の可能性を検証しています[168]．このケースでは，フッ化物には石灰化組織への親和性があり，冠動脈疾患リスクの増大と関連性になり得る動脈壁に沈着したカルシウムの位置を特定するのに役立つことがわかりました．しかし，この研究では，フロリデーション水の摂取と心臓病の相関関連について一切言及していません[168]．

💧 質問45　推奨濃度フロリデーション水の摂取は，腎臓に有害ですか？

答

　推奨濃度のフロリデーション水の摂取が腎臓病の原因となる，あるいは悪化させるという報告はありません．

事実

　成人の場合，毎日摂取されるフッ化物のおよそ60％（小児では45％）は，腎臓の働きにより体外へ排泄されます[52]．腎臓は常にさまざまな濃度のフッ化物に曝露されているため，フッ化物によって引き起こされる健康への影響は，おそらく腎細胞に現れます．しかしながら，フッ化物濃度が8ppm以下の飲料水を長期間摂取している人々を対象としたいくつかの大規模な疫学研究では，フッ化物による腎臓病の増加は認められませんでした[5, 136, 169]．

　1993年，米国国立研究評議会（National Research Council：NRC）が公表した報告書にて，フッ化物摂取による健康への影響に関する小委員会（Subcommittee of Health Effects）は，「動物で腎臓に影響を与える飲料水フッ化物濃度の閾値はおよそ50mg／Lであり，これは米国環境保護局（Environ-

mental Protection Agency：EPA）の定めた飲料水の最大許容濃度の12倍以上に相当します」としています．したがって，同委員会では「現在推奨されている濃度の飲料水からのフッ化物摂取が，ヒトの腎臓毒性を引き起こす可能性はありません」と結論しています[8]．さらに2006年，米国国立研究評議会（NRC）が公表した飲料水中のフッ化物についての報告は，推奨濃度のフロリデーション水の摂取による腎臓への障害の可能性を示す研究は認められなかったとしています．報告書ではさらに，腎臓組織と機能に影響を及ぼすためには，4ppm以上のフッ化物濃度が必要であるとしています[9]．

　2007年に完成した，オーストラリア腎臓保健（Kidney Health Australia：KHA）[170]のためのレビューは，フロリデーション水の慢性腎疾患患者の健康への影響に関する最近の知見をまとめています．このレビューの目的は，オーストラリアにおける腎臓や尿管の健康づくり組織であるオーストラリア腎臓保健（KHA）が，フッ化物に関するポジションペーパー（基本声明書）を作成できるように，このトピックに関する最新の研究のまとめを提供することでした．レビューは，このトピックの研究は限定的ですが，「至適なフロリデーション水の摂取による，慢性腎疾患の進行リスクの増加は，認められなかった」と結論しています．この報告書は，慢性腎疾患患者のために「慢性腎疾患患者が至適なフロリデーション水を摂取することの健康へのリスクについての研究は，いささか限られてはいるものの，いかなる影響も認められない」としました．進行性慢性腎疾患（ステージ4または5）患者が，「高濃度のフッ化物を摂取することは，フッ素症のリスクになる可能性がある」というエビデンスは限られています．よって，報告書では，重度の慢性腎疾患患者は，フッ化物摂取をモニターし，高濃度のフッ化物摂取を避けることには「慎重」であるように，としています．これらの結論が，2007年に公開されたオーストラリア腎臓保健（KHA）のフッ化物における基本声明です[170]．基本声明は，2011年に改訂され，「2007年の基本声明を否定する新たに公表されたエビデンスはありません」と結論づけました[171]．

　ウェブサイトの情報によると，米国国立腎臓財団

(National Kidney Foundation : NKF) は腎疾患の認識，予防，治療に尽くしている米国の主要組織です．2008 年 4 月 15 日，米国国立腎臓財団（NKF）のウェブサイトが掲載した自著論文「*慢性腎疾患患者のフッ化物摂取*」の「分析と推奨」には，以下の指摘があります．

- 慢性腎疾患患者にとって重要な食事摂取の助言は，食塩，カリウム，カルシウム，リン，エネルギー・カロリー，タンパク質，脂質と炭水化物です．フッ化物摂取は，あまり重要ではありません．
- 慢性腎疾患患者には，米国国立研究評議会（NRC）とオーストラリア腎臓保健（KHA）によるポジションペーパーをまとめた報告書へのリンクがついている．米国国立腎臓財団（NKF）のウェブサイトの情報を提供することで，フッ化物利用に伴うリスクについて告知されるべきです．フッ化物利用に伴うリスクは，おそらく，天然に高濃度のフッ化物を含む飲料水の地域で，最も大きいでしょう．
- 米国国立腎臓財団（NKF）は，適切なフロリデーションに特別な意見を表明する立場にありません．米国国立腎臓財団（NKF）にとっては，慢性腎疾患患者の口腔保健も重要ですが，フッ化物利用の恩恵とリスクのバランスの方が，より重要です[172]．

腎不全患者の多くは，生きるために血液透析（人工透析器による治療）に依存しています．血液透析中，患者の血液は，毎週，大量の水（265〜530 クォート；1 クォート（米液量 US liquid quart）= 正確に0.946 L）を使用します．そのため，血液透析には，できるだけ患者の血液に溶け出す物質の少ない水が，使われます[173]．オーストラリアの腎臓保健（KHA）と米国国立腎臓財団（NKF）は，透析器が適切に機能するように，注意深く監視することを推奨しています[170,172]．米国では地域によって水の組成が異なるため，米国公衆衛生局（USPHS）は，透析器で水道水を透析に使用する前に，逆浸透や脱イオンなどの技術を使用して過剰な鉄やマグネシウム，アルミニウム，カルシウム，その他のミネラルおよびフッ化物を取り除くように推奨しています[173]．

質問 46 水道水フロリデーションについて，健康に関する間違ったクレームにはどんなものがありますか？

答

インターネット，会報，ソーシャルメディア，そして E-メールにおける個人的逸話などの場面から，水道水フロリデーションが引き起こす，と頻繁に話題に挙げられる事例に以下の有害作用があります．

- エイズ（後天性免疫不全症候群）
- アレルギー反応（例えばフロリデーション水との接触後の脱毛，皮膚のやけど，剥離）
- 加齢の促進
- アルツハイマー病
- 関節炎
- 喘息
- 自閉症
- 問題行動（例えば注意欠陥障害（ADHD））
- 骨疾患（骨粗鬆症—骨密度増加／臀部骨折）
- 癌（骨肉腫または骨癌を含む全てのタイプの癌）
- 慢性気管支炎
- さしこみ（鋭い腹痛）
- 嚢胞性線維腫症
- ダウン症候群
- 気腫
- 酵素作用（遺伝子の変性）
- 鼓腸（ガス）
- 胃腸障害（過敏性腸症候群）
- 医薬品との有害な相互作用
- 心臓病
- 乳幼児期死亡率の増加
- 低体重出生児
- 腎臓病
- 鉛中毒症状
- 倦怠感（活力不足）
- IQ の低下
- 歯の位置異常
- パーキンソン病
- 松果体の石灰化（早熟，慢性不眠症）
- 生殖器の問題（精子損傷，受精率低下）
- 皮膚状態（発赤，発疹，腫脹，掻痒）
- 乳幼児突然死症候群（SIDS）

・甲状腺障害（甲状腺機能亢進による甲状腺腫および肥満症）
・そして，う蝕

事実

　本書で述べているように，今日までに得られている最も信頼できる科学的エビデンスにより，水道水フロリデーションは安全かつ効果的であることが一貫して示されています．低濃度のフッ化物を継続的に摂取し続けることによる有害作用のあらゆる可能性が今日まで研究され，現在もなお，研究は続いています．水道水フロリデーションに関する信頼できる多数の科学的研究において，至適濃度に調整されたフロリデーション水の飲用が原因となる健康障害は，何一つ示されていません．

> 水道水フロリデーションに関する信頼できる多数の科学的研究において，至適濃度に調整されたフロリデーション水の飲用が原因となる健康障害は，何一つ示されていません．

引用文献

1) U.S. Department of Health and Human Services, Public Health Service. Review of fluoride: benefits and risks. Report of the Ad Hoc Subcommittee on Fluoride. Washington, DC; February 1991. Available at: *https://health. gov/environment/ReviewofFluoride*. Accessed October 28, 2017.

2) Royal College of Physicians. Fluoride, teeth and health. London; Pitman Medical:1976. Abstract at: *https://www.bfsweb.org/fluoride-teeth-and-health*. Accessed October 28, 2017.

3) Johansen E, Taves D, Olsen T（ed）. Continuing evaluation of the use of fluorides. AAAS Selected Symposium 11. Boulder, Colorado; Westview Press:1979.

4) Knox EG. Fluoridation of water and cancer: a review of the epidemiological evidence. Report of the Working Party. London: Her Majesty's Stationary Office; 1985. Available at: *https://archive.org/details/op1276356-1001*. Accessed October 28, 2017.

5) Leone NC, Shimkin MB, Arnold FA, Stevenson CA, Zimmermann ER, Geiser PB, Lieberman JE. Medical aspects of excessive fluoride in a water supply. Public Health Rep 1954; 69（10）:925-36. Article at: *https://www.ncbi.nlm. nih.gov/pmc/articles/PMC2024409*. Accessed October 28, 2017.

6) Maxcy KF, Ameleton JLT, Bibby BG, Dean HT, Harvey AM, Heyroth FF. National Research Council fluoridation report. J Public Health Dent 1952; 12（1）:24-33. Abstract at: *http://onlinelibrary.wiley.com/doi/10.1111/j.1752-7325.1952. tb03609.x/abstract*. Accessed October 28, 2017.

7) National Research Council. Drinking water and health, Volume 1. Washington, DC: The National Academies Press;1977. Available at: *https:// www.nap.edu/catalog/1780/drinking-water-and-health-volume-1*. Accessed October 28, 2017.

8) National Research Council. Health effects of ingested fluoride. Report of the Subcommittee on Health Effects of Ingested Fluoride. Washington, DC: National Academy Press;1993. Available at: *https://www.nap.edu/ catalog/2204*. Accessed October 28, 2017.

9) National Research Council of the National Academies. Division on Earth and Life Studies. Board on Environmental Studies and Toxicology. Committee on Fluoride in Drinking Water. Fluoride in drinking water: a scientific review of EPA's standards. Washington, DC: National Academy Press;2006. Available at: *https://www.nap.edu/catalog/11571*. Accessed October 28, 2017.

10) Australian Government. National Health and Medical Research Council （NHMRC）. Information paper — water fluoridation: dental and other human health outcomes. Canberra. 2017. Available at: *https://www.nhmrc.gov. au/guidelines-publications/eh43-0*. Accessed October 23, 2017.

11) O'Mullane DM, Baez RJ, Jones S, Lennon MA, Petersen PE, Rugg-Gunn AJ, Whelton H, Whitford GM. Fluoride and oral health. Community Dent Health 2016;33（2）:69-99. Abstract at: *https://www.ncbi.nlm.nih.gov/ pubmed/27352462*. Accessed October 23, 2017.

12) American Water Works Association. Water fluoridation principles and practices. AWWA Manual M4. Sixth edition. Denver. 2016.

13) Water Research Foundation. State of the science: community water fluoridation. 2015. Available at: *http://www.waterrf.org/ PublicReportLibrary/4641.pdf*. Accessed October 1, 2017.

14) The Network for Public Health Law. Issue brief: community water fluoridation. 2015. Available at: *https://www.networkforphl.org/ resources_collection/2015/07/17/664/issue_brief_community_water_ fluoridation*. Accessed October 2, 2017.

15) Sutton M, Kiersey R, Farragher L, Long J. Health effects of water fluoridation: an evidence review. 2015. Ireland Health Research Board. Available at: *http://www.hrb.ie/publications/hrb-publication/ publications/674*. Accessed October 28, 2017.

16) U.S. Department of Health and Human Services. Federal Panel on Community Water Fluoridation. U.S. Public Health Service recommendation for fluoride concentration in drinking water for the prevention of dental caries. Public Health Rep 2015;130（4）:318-331. Article at: *https://www. ncbi.nlm.nih.gov/pmc/articles/PMC4547570*. Accessed October 24, 2017.

17) Public Health England. Water fluoridation: health monitoring report for England 2014. Available at: *https://www.gov.uk/government/ publications/water-fluoridation-health-monitoring-report-for-england-2014*. Accessed October 28, 2017.

18) Royal Society of New Zealand and the Office of the Prime Minister's Chief Science Advisor. Health effects of water fluoridation: a review of the scientific evidence. 2014. Available at: h*ttps://royalsociety.org.nz/what-we-do/our-expert-advice/all-expert-advice-papers/health-effects-of-water-fluoridation*. Accessed October 28, 2017.

19) U.S. Community Preventive Services Task Force. Oral Health: Preventing Dental Caries （Cavities）: Community Water Fluoridation. Task Force finding and rationale statement. 2013. Available at: *https://www. thecommunityguide.org/findings/dental-caries-cavities-community-water-fluoridation*. Accessed October 28, 2017.

20) Scientific Committee on Health and Environmental Risks （SCHER） of the European Commission. Critical review of any new evidence on the hazard profile, health effects, and human exposure to fluoride and the fluoridating agents of drinking water. 2011. Available at: *http://ec.europa.eu/health/ scientific_committees/opinions_layman/fluoridation/en/l-3/index.htm*. Accessed October 24, 2017.

21) Health Canada. Findings and recommendations of the fluoride expert panel （January 2007）. 2008. Available at: *http://www.hc-sc.gc.ca/ewh-semt/ pubs/water-eau/2008-fluoride-fluorure/index-eng.php*. Accessed October 24, 2017.

22) Australian Government. National Health and Medical Research Council. A systematic review of the efficacy and safety of fluoridation. Part A: review of methodology and results. 2007. Available at: *https://www.nhmrc.gov. au/guidelines-publications/eh41*. Accessed October 24, 2017.

23) U.S. Department of Health and Human Services, National Toxicology Program. Fluoride: potential developmental neurotoxicity. Available at: *https://ntp.niehs.nih.gov/go/785076*. Accessed October 28, 2017.

24) ADA News. Federal agencies announce scientific assessments and an update to the recommended community water fluoridation level. January 31, 2011.

25) U.S. Environmental Protection Agency. Six-Year review 3 of drinking water standards. 2016. Available at: *https://www.epa.gov/dwsixyearreview/six-year-review-3-drinking-water-standards*. Accessed October 24, 2017.

26) Federal Register. 2011 Jan 13;76（9）:2383-8. Available at: *https://www. federalregister.gov/documents/2011/01/13/2011-637/proposed-hhs-recommendation-for-fluoride-concentration-in-drinking-water-for-prevention-of-dental*. Accessed October 28, 2017.

27) U.S. Environmental Protection Agency. Overview of the safe drinking water act. 2015. Available at: *https://www.epa.gov/sdwa/overview-safe-drinking-water-act*. Accessed October 28, 2017.

28) U.S. Environmental Protection Agency. Six-Year review 1 of drinking water standards. 2003. Available at: *https://www.epa.gov/dwsixyearreview/six-year-review-1-drinking-water-standards*. Accessed October 28, 2017.

29) National Research Council of the National Academies. Division on Earth and Life Studies. Board on Environmental Studies and Toxicology. Committee on Fluoride in Drinking Water. Fluoride in drinking water: a scientific review of EPA's standards. Report in brief. 2006. Available at: *http://dels.nas.edu/ Materials/Report-In-Brief/4775-Fluoride*. Accessed October 28, 2017.

30) U.S. Environmental Protection Agency. Fluoride risk assessment and relative source contribution. 2011. Available at: *https://www.epa.gov/ dwstandardsregulations/fluoride-risk-assessment-and-relative-source-contribution*. Accessed October 28, 2017.

31) Federal Register 2017 Jan11;82（7）:3518-3552. Available at: *https://www. federalregister.gov/documents/2017/01/11/2016-31262/national-primary-drinking-water-regulations-announcement-of-the-results-of-epas-review-of-existing*. Accessed October 28, 2017.

32) Federal Register 1986 Apr 2;51（63）:11410-11412. Available at: *https:// cdn.loc.gov/service/ll/fedreg/fr051/fr051063/fr051063.pdf*. Accessed October 28, 2017.

33) Jackson RD, Brizendine EJ, Kelly SA, Hinesley R, Stookey GK, Dunipace AJ. The fluoride content of foods and beverages from negligibly and optimally fluoridated communities. Comm Dent Oral Epidemiol 2002;30（5）:382-

91. Abstract at: *https://www.ncbi.nlm.nih.gov/pubmed/12236830*. Accessed October 28, 2017.

34) U.S. Department of Agriculture, Agricultural Research Service, Beltsville Human Nutrition Research Center, Nutrient Data Laboratory. USDA national fluoride database of selected beverages and foods, Release 2. 2005. Available at: *https://www.ars.usda.gov/northeast-area/beltsville-md/beltsville-human-nutrition-research-center/nutrient-data-laboratory/docs/usda-national-fluoride-database-of-selected-beverages-and-foods-release-2-2005*. Accessed August 18, 2017.

35) U.S. Environmental Protection Agency, Health and Ecological Criteria Division, Office of Water. Fluoride: exposure and relative source contribution analysis. 820-R-10-015. Washington, DC; 2010. Available at: *https://nepis.epa.gov/Exe/ZyPURL.cgi?Dockey=P100N49K.TXT*. Accessed October 28, 2017.

36) Whitford GM. The metabolism and toxicity of fluoride. 2nd rev. ed. Monographs in oral science, Vol. 16. Basel, Switzerland: Karger; 1996.

37) Horowitz HS. The effectiveness of community water fluoridation in the United States. J Public Health Dent 1996;56(5 Spec no):253-8. Abstract at: *https://www.ncbi.nlm.nih.gov/pubmed/9034970*. Accessed October 29, 2017.

38) Griffin SO, Gooch BF, Lockwood SA, Tomar SL. Quantifying the diffused benefit from water fluoridation in the United States. Community Dent Oral Epidemiol 2001;29(2):120-9. Abstract at: *https://www.ncbi.nlm.nih.gov/pubmed/11300171*. Accessed October 29, 2017.

39) Slade GD, Davies MJ, Spencer AJ, Stewart JF. Associations between exposure to fluoridated drinking water and dental caries experience among children in two Australian states. J Public Health Dent 1995;55(4):218-28. Abstract at: *https://www.ncbi.nlm.nih.gov/pubmed/8551461*. Accessed October 2, 2017.

40) Institute of Medicine. Food and Nutrition Board. Dietary reference intakes for calcium, phosphorus, magnesium, vitamin D and fluoride. Washington, DC: National Academy Press;1997. Available at: *https://www.nap.edu/catalog/5776/dietary-reference-intakes-for-calcium-phosphorus-magnesium-vitamin-d-and-fluoride*. Accessed October 29, 2017.

41) Rozier RG, Adair S, Graham F, Iafolla T, Kingman A, Kohn W, Krol D, Levy S, Pollick H, Whitford G, Strock S, Frantsve-Hawley J, Aravamudhan K, Meyer DM. Evidence-based clinical recommendations on the prescription of dietary fluoride supplements for caries prevention: a report of the American Dental Association Council on Scientific Affairs. J Am Dent Assoc 2010 Dec;141(12):1480-9. Abstract at: *https://www.ncbi.nlm.nih.gov/pubmed/21158195*. Article at: *http://ebd.ADA.org/en/evidence/guidelines/fluoride-supplements*. Accessed October 2, 2017.

42) Franzman MR, Levy SM, Warren JJ, Broffitt B. Fluoride dentifrice ingestion and fluorosis of the permanent incisors. J Am Dent Assoc 2006;137(5):645-52. Abstract at: *https://www.ncbi.nlm.nih.gov/pubmed/16739545*. Accessed October 2, 2017.

43) Buzalaf MAR, Levy SM. Fluoride intake of children: considerations for dental caries and dental fluorosis. In Buzalaf MAR (ed): Fluoride and the Oral Environment. Monogr Oral Sci. Basel, Karger. 2011;22:1-19. Abstract at: *https://www.ncbi.nlm.nih.gov/pubmed/21701188*. Accessed October 2, 2017.

44) Levy SM. Review of fluoride exposures and ingestion. Community Dent Oral Epidemiol 1994;22(3):173-80. Abstract at: *https://www.ncbi.nlm.nih.gov/pubmed/8070245*. Accessed October 2, 2017.

45) Barnhart WE, Hiller LK, Leonard GJ, Michaels SE. Dentifrice usage and ingestion among four age groups. J Dent Res 1974;53(6):1317-22. Abstract at: *http://journals.sagepub.com/doi/abs/10.1177/00220345740530060301*. Accessed October 22, 2017.

46) Ericsson Y, Forsman B. Fluoride retained from mouthrinses and dentifrices in preschool children. Caries Res 1969;3:290-9.

47) Ekstrand J, Ehmebo M. Absorption of fluoride from fluoride dentifrices. Caries Res 1980;14:96-102. Abstract at: *https://www.karger.com/Article/PDF/260442*. Accessed October 2, 2017.

48) Levy SM. A review of fluoride intake from fluoride dentifrice. J Dent Child 1993;60(2):115-24. Abstract at: *https://www.ncbi.nlm.nih.gov/pubmed/8486854*. Accessed October 2, 2017.

49) American Dental Association Council on Scientific Affairs. Fluoride toothpaste use for young children. J Am Dent Assoc 2014;145(2):190-1. Article at: *http://jada.ADA.org/article/S0002-8177(14)60226-9/fulltext*. Accessed October 2, 2017.

50) Sá Roriz Fonteles C, Zero DT, Moss ME, Fu J. Fluoride concentrations in enamel and dentin of primary teeth after pre- and postnatal fluoride exposure. Caries Res 2005;39(6):505-8. Abstract at: *https://www.ncbi.nlm.nih.gov/pubmed/16251796*. Accessed September 20, 2017.

51) Leverett DH, Adair SM, Vaughan BW, Proskin HM, Moss ME. Randomized clinical trial of effect of prenatal fluoride supplements in preventing dental caries. Caries Res 1997;31(3):174-79. Abstract at: *https://www.ncbi.nlm.nih.gov/pubmed/9165186*. Accessed September 20, 2017.

52) Buzalaf MAR, Whitford GM. Fluoride metabolism. In Buzalaf MAR (ed): Fluoride and the Oral Environment. Monogr Oral Sci. Basel, Karger. 2011;22:20-36. Abstract at: *https://www.ncbi.nlm.nih.gov/pubmed/21701189*. Accessed September 20, 2017.

53) Newbrun E. Fluorides and dental caries: contemporary concepts for practitioners and students (3rd ed). 1986. Springfield, Illinois: Charles C. Thomas, publisher.

54) Newbrun E. Systemic benefits of fluoride and fluoridation. J Public Health Dent 2004; 64; (Spec Iss 1): 35-9. Article at: *http://onlinelibrary.wiley.com/doi/10.1111/j.1752-7325.2004.tb02775.x/abstract*. Accessed September 20, 2017.

55) Singh KA, Spencer AJ, Armfield BA. Relative effects of pre- and posteruption water fluoride on caries experience of permanent first molars. J Public Health Dent 2003;63(1):11-19. Abstract at: *https://www.ncbi.nlm.nih.gov/pubmed/12597581*. Accessed September 20, 2017.

56) Singh KA, Spencer AJ. Relative effects of pre- and post-eruption water fluoride on caries experience by surface type of permanent first molars. Community Dent Oral Epidemiol 2004;32(6):435-46. Abstract at: *https://www.ncbi.nlm.nih.gov/pubmed/15541159*. Accessed September 20, 2017.

57) Singh KA, Spencer AJ, Brennan DS. Effects of water fluoride exposure at crown completion and maturation on caries of permanent first molars. Caries Res 2007;41(1):34-42. Abstract at: *https://www.ncbi.nlm.nih.gov/pubmed/17167257*. Accessed September 20, 2017.

58) U.S. Environmental Protection Agency, Health and Ecological Criteria Division, Office of Water. Fluoride: dose-response analysis for non-cancer effects. 820-R-10-019. Washington, DC; 2010. Available at: *https://nepis.epa.gov/Exe/ZyPURL.cgi?Dockey=P100N4S8.TXT*. Accessed September 20, 2017.

59) McDonagh MS, Whiting PF, Wilson PM, Sutton AJ, Chestnutt I, Cooper J, Misso K, Bradley M, Treasure E, Kleijnen J. Systematic review of water fluoridation. BMJ 2000;321(7265):855-9. Abstract at: *https://www.ncbi.nlm.nih.gov/pubmed/11021861*. Article at: *https://www.ncbi.nlm.nih.gov/pmc/articles/PMC27492*. Accessed October 28, 2017.

60) Levy SM, Warren JJ, Phipps K, Letuchy E, Broffitt B, Eichenberger-Gilmore J, Burns TL, Kavand G, Janz KF, Torner JC, Pauley CA. Effects of life-long intake on bone measures of adolescents: a prospective cohort study. J Dent Res 2014;93(4):353-9. Abstract at: *https://www.ncbi.nlm.nih.gov/pubmed/24470542*. Article at: *https://www.ncbi.nlm.nih.gov/pmc/articles/PMC3957342*. Accessed August 18, 2017.

61) Levy SM, Eichenberger-Gilmore J, Warren JJ, Letuchy E, Broffitt B, Marshall TA, Burns T, Willing M, Janz K, Torner JC. Associations of fluoride intake with children's bone measures at age 11. Community Dent Oral Epidemiol 2009;37(5):416-26. Available at: *https://www.ncbi.nlm.nih.gov/pmc/articles/PMC2765810*. Accessed August 18, 2017.

62) Näsman P, Ekstrand J, Granath F, Ekbom A, Fored CM. Estimated drinking water fluoride exposure and risk of hip fracture: a cohort study. J Dent Res 2013;92(11):1029-34. Abstract at: *https://www.ncbi.nlm.nih.gov/pubmed/24084670*. Accessed August 18, 2017.

63) Sowers M, Whitford G, Clark M, Jannausch M. Elevated serum fluoride concentrations in women are not related to fractures and bone mineral density. J Nutr 2005;135(9):2247-52. Abstract at: *https://www.ncbi.nlm.nih.gov/pubmed/16140906*. Accessed August 18, 2017.

64) Li Y, Liang C, Slemenda C, Ji R, Sun S, Cao J, Emsley C, Ma F, Wu Y, Ying P, Zhang Y, Gao S, Zhang W, Katz B, Niu S, Cao S, Johnston Jr. C. Effect of long-term exposure to fluoride in drinking water. J Bone Miner Res 2001;16(5):932-9. Abstract at: *https://www.ncbi.nlm.nih.gov/*

pubmed/*11341339*. Accessed August 18, 2017.

65) Hillier S, Cooper C, Kellingray S, Russell G, Hughes H, Coggon D. Fluoride in drinking water and risk of hip fracture in the UK: a case-control study. Lancet 2000;22;355(9200):265-9. Abstract at: *https://www.ncbi.nlm. nih.gov/pubmed/10675073*. Accessed August 18, 2017.

66) Phipps KR, Orwoll ES, Mason JD, Cauley JA. Community water fluoridation, bone mineral density, and fractures: prospective study of effects in older women. BMJ 2000;7;321(7265):860-4. Abstract at: *https://www.ncbi. nlm.nih.gov/pubmed/11021862*. Article at: *https://www.ncbi.nlm.nih. gov/pmc/articles/PMC27493*. Accessed August 18, 2017.

67) Iida H, Kumar JV. The association between enamel fluorosis and dental caries in U.S. schoolchildren. J Am Dent Assoc 2009;140(7):855-62. Abstract at: *https://www.ncbi.nlm.nih.gov/pubmed/19571049*. Accessed August 28, 2017.

68) Massler M, Schour I. Chronology of crown and root development. In Massler M, Schour I (ed): Atlas of the Mouth in Health and Disease (2nd ed). Chicago: American Dental Association; 1982.

69) Horowitz HS. Indexes for measuring dental fluorosis. J Public Health Dent 1986;46(4):179-83. Abstract at: *https://www.ncbi.nlm.nih.gov/ pubmed/3465956*. Accessed August 28, 2017.

70) Levertt D. Prevalence of dental fluorosis in fluoridated and nonfluoridated communities – a preliminary investigation. J Public Health Dent 1986;46(4):184-7. Abstract at: *https://www.ncbi.nlm.nih.gov/ pubmed/3465957*. Accessed August 28, 2017.

71) Pendrys DG, Katz RV, Morse DE. Risk factors for enamel fluorosis in a nonfluoridated population. Am J Epidemiol 1996;143(8):808-15. Abstract at: *https://www.ncbi.nlm.nih.gov/pubmed/8610691*. Accessed August 28, 2017.

72) Pendrys DG, Stamm JW. Relationship of total fluoride intake to beneficial effects and enamel fluorosis. J Dent Res 1990;69(Spec No):529-38. Abstract at: *https://www.ncbi.nlm.nih.gov/pubmed/2179311*. Accessed August 28, 2017.

73) Dean HT. The investigation of physiological effects by the epidemiological method. In: Moulton FR, ed. Fluorine and dental health. American Association for the Advancement of Science, Publication No. 19. Washington, DC;1942:23-31.

74) Kumar JV, Swango PA, Opima PN, Green EL. Dean's fluorosis index: an assessment of examiner reliability. J Public Health Dent 2000;60(1):57-9. Abstract at: *https://www.ncbi.nlm.nih.gov/pubmed/10734619*. Accessed August 28, 2017.

75) Beltrán-Aguilar ED, Barker L, Dye BA. Prevalence and severity of dental fluorosis in the United States, 1999-2004. NCHS data brief, no 53. Hyattsville, MD: National Center for Health Statistics. 2010. Abstract at: *https://www. ncbi.nlm.nih.gov/pubmed/21211168*. Available at: *https://www.cdc.gov/ nchs/data/databriefs/db53.pdf*. Accessed August 28, 2017.

76) Lewis DW, Banting DW. Water fluoridation: current effectiveness and dental fluorosis. Community Dent Oral Epidemiol 1994;22(3):153-8. Abstract at: *https://www.ncbi.nlm.nih.gov/pubmed/8070242*. Accessed August 28, 2017.

77) Federal Register 1993 Dec 29;58(248):68826-68827. Available at: *https://cdn.loc.gov/service/ll/fedreg/fr058/fr058248/fr058248.pdf*. Accessed August 28, 2017.

78) Chankanka O, Levy SM, Warren JJ, Chalmers JM. A literature review of aesthetic perceptions of dental fluorosis and relationships with psychosocial aspects/oral health-related quality of life. Community Dent Oral Epidemiol 2010;38(2):97-109. Abstract at: *https://www.ncbi.nlm. nih.gov/pubmed/20002631*. Accessed August 28, 2017.

79) Do LG, Spencer A. Oral health-related quality of life of children by dental caries and fluorosis experience. J Public Health Dent 2007;67(3):132-9. Abstract at: *https://www.ncbi.nlm.nih.gov/pubmed/17899897*. Accessed August 28, 2017.

80) Centers for Disease Control and Prevention. Surveillance for dental caries, dental sealants, tooth retention, edentulism, and enamel fluorosis - United States, 1988-1994 and 1999-2002. MMWR 2005:54(No. SS-3). Available at: *https://www.cdc.gov/mmwr/indss_2005.html*. Accessed August 28, 2017.

81) Dean HT. Endemic fluorosis and its relation to dental caries. Public

Health Rep 1938;53(33):1443-52. Article at: *https://www.jstor.org/ stable/4582632*. Accessed August 28, 2017.

82) Dean HT, Arnold FA, Elvove E. Domestic water and dental caries: V. Additional studies of the relation of fluoride domestic waters to dental caries experience in 4,425 white children, aged 12 to 14 years, of 13 cities in 4 states. Public Health Rep 1942;57(32):1155-79. Article at: *https:// www.jstor.org/stable/4584182*. Accessed August 28, 2017.

83) Horowitz HS. Fluoride and enamel defects. Adv Dent Res 1989;3(2):143-6. Abstract at: *https://www.ncbi.nlm.nih.gov/pubmed/2701157*. Accessed August 28, 2017.

84) Berg J, Gerweck C, Hujoel PP, King R, Krol DM, Kumar J, Levy S, Pollick H, Whitford GM, Strock S, Aravamudhan K, Frantsve-Hawley J, Meyer DM. American Dental Association Council on Scientific Affairs Expert Panel on Fluoride Intake From Infant Formula and Fluorosis. Evidence-based clinical recommendations regarding fluoride intake from reconstituted infant formula and enamel fluorosis: a report of the American Dental Association Council on Scientific Affairs. J Am Dent Assoc 2011;142(1):79-87. Abstract at: *https://www.ncbi.nlm.nih.gov/pubmed/21243832*. Accessed August 23, 2017.

85) Centers for Disease Control and Prevention. Overview: infant formula. Available at: *https://www.cdc.gov/fluoridation/faqs/infant-formula. html*. Accessed August 23, 2017.

86) U.S. Department of Health and Human Services. HHS: Proposed guidelines on fluoride in drinking water. 2011 Mar 8. Available at: *https://www. medscape.com/viewarticle/738322*. Accessed August 23, 2017.

87) American Public Health Association. Policy Statement Data Base. Policy 20087. Community water fluoridation in the United States. 2008 Oct 28. Available at: *https://www.apha.org/policies-and-advocacy/public- health-policy-statements*. Accessed August 23, 2017.

88) New York State Department of Health. Guidance for use of fluoridated water for feeding during infancy. Available at: *http://www.health.ny.gov/ prevention/dental/fluoride_guidance_during_infancy.htm*. Accessed August 23, 2017.

89) Celeste RK, Luz PB. Independent and additive effects of different sources of fluoride and dental fluorosis. Pediatr Dent 2016;38(3):233-8. Abstract at: *https://www.ncbi.nlm.nih.gov/pubmed/27306248*. Accessed August 23, 2017.

90) Pendrys DG. Risk of enamel fluorosis in nonfluoridated and optimally fluoridated populations: considerations for the dental professional. J Am Dent Assoc 2000;131(6):746-55. Abstract at: *https://www.ncbi.nlm.nih. gov/pubmed/10860326*. Accessed August 23, 2017.

91) Ismail AI, Hasson H. Fluoride supplements, dental caries and fluorosis: a systematic review. J Am Dent Assoc 2008;139(11):1457-68. Abstract at: *https://www.ncbi.nlm.nih.gov/pubmed/18978383*. Accessed October 2, 2017.

92) American Dental Association. Oral health topics. Caries risk assessment and management. Available at: *http://www.ADA.org/en/member-center/ oral-health-topics/caries-risk-assessment-and-management*. Accessed October 2, 2017.

93) American Dental Association. Oral Health Topics. Mouthwash(mouthrinse). Available at: *http://www.ADA.org/en/member-center/oral-health- topics/mouthrinse*. Accessed October 2, 2017.

94) 21 CFR 330.1 General conditions for general recognition as safe, effective and not misbranded. Available at: *https://www.ecfr.gov/cgi-bin/text-idx? SID=9b3e9844e3dadeee276f8c08d75bca82&mc=true&node=se21.5. 330_11&rgn=div8*. Accessed October 27, 2017.

95) 21 CFR 330.5 Drug categories. Available at: *https://www.ecfr.gov/cgi- bin/retrieveECFR?gp=&SID=9b3e9844e3dadeee276f8c08d75bca82 &mc=true&n=pt21.5.330&r=PART&ty=HTML#se21.5.330_5*. Accessed October 27, 2017.

96) 21 CFR 355.50 Labeling of anticaries drug products. Available at: *https:// www.ecfr.gov/cgi-bin/text-idx?SID=ec4da50b801ce671286ff761c73 0113f&mc=true&node=se21.5.355_150&rgn=div8*. Accessed October 27, 2017.

97) Whitford GM. Acute toxicity of ingested fluoride. In Buzalaf MAR (ed): Fluoride and the Oral Environment. Monogr Oral Sci. Basel, Karger, 2011;22:66-80. Abstract at: *https://www.ncbi.nlm.nih.gov/*

pubmed/21701192. Accessed October 2, 2017.

98) Stevenson CA, Watson AR. Fluoride osteosclerosis. American Journal of Roetgenology, Radium Therapy and Nuclear Medicine 1957;78(1):13-18.

99) Hodge HC. The safety of fluoride tablets or drops. In: Continuing evaluation of the use of fluorides. Johansen E, Tavaes DR, Olsen TO, eds. Boulder, Colorado; Westview Press;1979:253-75.

100) U.S. Environmental Protection Agency. Superfund: national priorities list (NPL). Available at: *https://www.epa.gov/superfund/superfund-national-priorities-list-npl*. Accessed August 16, 2017.

101) Agency for Toxic Substances and Disease Registry (ATSDR). Toxicological Profile for fluorine, hydrogen fluoride, and fluorides. Atlanta, GA: U.S. Department of Health and Human Services, Public Health Service. 2003. Available at: *https://www.atsdr.cdc.gov/substances/toxsubstance. asp?toxid=38*. Accessed August 16, 2017.

102) Agency for Toxic Substances and Disease Registry (ATSDR). Public health statement for fluorides. Atlanta, GA: U.S. Department of Health and Human Services, Public Health Service. 2003. Available at: *http://www. atsdr.cdc.gov/PHS/PHS.asp?id=210&tid=38*. Accessed August 16, 2017.

103) Hoover RN, McKay FW, Fraumeni JF. Fluoridated drinking water and the occurrence of cancer. J Natl Cancer Inst 1976;57(4):757-68. Abstract at: *https://www.ncbi.nlm.nih.gov/pubmed/1003528*. Accessed August 16, 2017.

104) Erickson JD. Mortality in selected cities with fluoridated and nonfluoridated water supplies. New Eng J Med 1978;298(20):1112-6. Abstract at: *https://www.ncbi.nlm.nih.gov/pubmed/643029*. Accessed August 16, 2017.

105) Rogot E, Sharrett AR, Feinleib M, Fabsitz RR. Trends in urban mortality in relation to fluoridation status. Am J Epidemiol 1978;107(2):104-12. Abstract at: *https://www.ncbi.nlm.nih.gov/pubmed/623093*. Accessed August 16, 2017.

106) Chilvers C. Cancer mortality and fluoridation of water supplies in 35 U.S. cities. Int J Epidemiol 1983;12(4):397-404. Abstract at: *https://www. ncbi.nlm.nih.gov/pubmed/6654558*. Accessed August 16, 2017.

107) Mahoney MC, Nasca PC, Burnett WS, Melius JM. Bone cancer incidence rates in New York State: time trends and fluoridated drinking water. Am J Public Health 1991;81(4):475-9. Abstract at: *https://www.ncbi.nlm.nih. gov/pubmed/2003628*. Accessed August 16, 2017.

108) Cohn PD, New Jersey Department of Health, New Jersey Department of Environmental Protection and Energy. An epidemiologic report on drinking water and fluoridation. Trenton, NJ;1992.

109) Tohyama E. Relationship between fluoride concentration in drinking water and mortality rate from uterine cancer in Okinawa Prefecture, Japan. J Epidemiol 1996;6(4):184-190. Abstract at: *https://www.ncbi.nlm.nih. gov/pubmed/9002384*. Article at: *https://www.jstage.jst.go.jp/article/ jea1991/6/4/6_4_184/_article*. Accessed August 16, 2017.

110) Kinlen L. Cancer incidence in relation to fluoride level in water supplies. Br Dent J 1975;138(6):221-4.

111) Chilvers C, Conway D. Cancer mortality in England in relation to levels of naturally occurring fluoride in water supplies. J Epidemiol Comm Health 1985;39(1):44-7. Abstract at: *https://www.ncbi.nlm.nih.gov/ pubmed/3989433*. Article at: *https://www.ncbi.nlm.nih.gov/pmc/ articles/PMC1052399*. Accessed August 16, 2017.

112) Cook-Mozaffari PC, Bulusu L, Doll R. Fluoridation of water supplies and cancer mortality: a search for an effect in the UK on risk of death from cancer. J Epidemiol Comm Health 1981;35:227-32. Article at: *https:// www.ncbi.nlm.nih.gov/pmc/articles/PMC1052168*. Accessed August 16, 2017.

113) Raman S, Becking G, Grimard M, Hickman JR, McCullough RS, Tate RA. Fluoridation and cancer: an analysis of Canadian drinking water fluoridation and cancer mortality data. Environmental Health Directorate, Health Protection Branch. Ottawa, Canada: Authority of the Minister of National Health and Welfare;1977.

114) Richards GA, Ford JM. Cancer mortality in selected New South Wales localities with fluoridated and nonfluoridated water supplies. Med J Aust 1979;2(10):521-3. Abstract at: *https://www.ncbi.nlm.nih.gov/ pubmed/530145*. Accessed August 16, 2017.

115) World Health Organization. International Agency for Research on Cancer.

IARC monographs on the evaluation of the carcinogenic risk of chemicals to humans, Vol. 27. Switzerland;1982. Available at: *http://monographs. iarc.fr/ENG/Monographs/vol1-42/index.php*. Accessed August 16, 2017.

116) California Office of Environmental Health Hazard Assessment (OEHHA). About Proposition 65. Available at: *https://oehha.ca.gov/ proposition-65/about-proposition-65*. Accessed August 16, 2017.

117) California Office of Environmental Health Hazard Assessment(OEHHA). Meeting synopsis and slide presentations carcinogen identification committee meeting held on October 12, 2011. Available at: *https://oehha. ca.gov/proposition-65/transcript-comment-presentation/meeting-synopsis-and-slide-presentations-carcinogen*. Accessed August 16, 2017.

118) American Cancer Society. Water fluoridation and cancer risk. Available at: *https://www.cancer.org/cancer/cancer-causes/water-fluoridation-and-cancer-risk.html*. Accessed August 16, 2017.

119) American Society of Clinical Oncology. Osteosarcoma - childhood and adolescence: statistics. Available at: *https://www.cancer.net/cancer-types/osteosarcoma-childhood/statistics*. Accessed August 16, 2017.

120) Blakey K, Feltbower RG, Parslow RC, James PW, Gómez Pozo B, Stiller C, Vincent TJ, Norman P, McKinney PA, Murphy MF, Craft AW, McNally RJ. Is fluoride a risk factor for bone cancer? Small area analysis of osteosarcoma and Ewing sarcoma diagnosed among 0-49-year-olds in Great Britain, 1980-2005. Int J Epidemiol 2014;43(1):224-34. Abstract at: *https://www.ncbi.nlm.nih.gov/pubmed/24425828*. Article at: *https://www.ncbi.nlm.nih.gov/pmc/articles/PMC3937980*. Accessed August 16, 2017.

121) Kim FM, Hayes C. Williams PL, Whitford GM, Joshipura KJ, Hoover RN, Douglass CW. National Osteosarcoma Etiology Group. An assessment of bone fluoride and osteosarcoma. J Dent Res 2011;90(10):1171-6. Abstract at: *https://www.ncbi.nlm.nih.gov/pubmed/21799046*. Article at: *https://www.ncbi.nlm.nih.gov/pmc/articles/PMC3173011*. Accessed August 16, 2017.

122) Bassin EB, Wypij D, Davis RB, Mittleman MA. Age specific fluoride exposure in drinking water and osteosarcoma (United States). Cancer Causes Control 2006;17(4):421-8. Abstract at: *https://www.ncbi.nlm. nih.gov/pubmed/16596294*. Accessed August 16, 2017.

123) Bassin B, Mittleman Murray, Wypij D, Joshipura K, Douglass C. Problems in exposure assessment of fluoride in drinking water. J Public Health Dent 2004;64(1):45-9. Abstract at: *https://www.ncbi.nlm.nih.gov/ pubmed/15078061*. Accessed August 16, 2017.

124) Kaminsky LS, Mahoney MC, Leach J, Melius J, Miller MJ. Fluoride: benefits and risks of exposure. Crit Rev Oral Biol Med 1990;1(4):261-81. Abstract at: *https://www.ncbi.nlm.nih.gov/pubmed/2129630*. Accessed August 18, 2017.

125) Jenkins G, Venkateswarlu P, Zipkin I. Physiological effects of small doses of fluoride. In: Fluorides and human health. World Health Organization Monograph Series No. 59. Geneva;1970:163-223.

126) Hodge HC, Smith FA. Biological properties of inorganic fluorides. In: Fluorine chemistry. Simons HH, ed. New York: Academic Press;1965:1-42.

127) The National Academies of Sciences, Engineering, and Medicine. Office on News and Public Information. Fluoride in drinking water: a scientific review of EPA's standards. March 22, 2006. Audio available at: *https:// www.nap.edu/webcast/webcast_detail.php?webcast_id=325*. Accessed August 18, 2017.

128) Barberio AM, Hosein FS, Quiñonez C, McLaren L. Fluoride exposure and indicators of thyroid functioning in the Canadian population: implications for community water fluoridation. J Epidemiol Community Health 2017;71(10):1019-25. Abstract at: *https://www.ncbi.nlm. nih.gov/pubmed/28839078*. Article at: *http://jech.bmj.com/ content/71/10/1019.long*. Accessed September 22, 2017.

129) Peckham S, Lowery D, Spencer S. Are fluoride levels in drinking water associated with hypothyroidism prevalence in England? A large observational study of GP practice data and fluoride levels in drinking water. J Epidemiol Community Health 2015;69(7):619-24. Abstract at: *https://www.ncbi.nlm.nih.gov/pubmed/25714098*. Accessed September 22, 2017.

130) Foley M. Fluoridation and hypothyroidism-a commentary on Peckham et

al. Br Dent J 2015;219(9):429-31. Abstract at: *https://www.ncbi.nlm.nih.gov/pubmed/26564353*. Accessed September 22, 2017.

131) Grimes DR. Commentary on "Are fluoride levels in drinking water associated with hypothyroidism prevalence in England? A large observation study of GP practice data and fluoride levels in drinking water". J Epidemiol Community Health 2015;69(7):616. Abstract at: *https://www.ncbi.nlm.nih.gov/pubmed/25788719*. Accessed September 22, 2017.

132) Newton JN, Young N, Verne J, Morris J. Water fluoridation and hypothyroidism: results of this study need much more cautious interpretation. J Epidemiol Community Health 2015;69(7):617-8. Article at: *https://www.ncbi.nlm.nih.gov/pmc/articles/PMC4484260/*. Accessed September 22, 2017.

133) Warren JJ, Saraiva MC. No evidence supports the claim that water fluoridation causes hypothyroidism. J Evid Based Dent Pract 2015;15(3):137-9. Abstract at: *https://www.ncbi.nlm.nih.gov/pubmed/26337589*. Accessed September 22, 2017.

134) Pineal gland. Encyclopaedia Britannica. Available at: *https://www.britannica.com/science/pineal-gland*. Accessed September 20, 2017.

135) Luke J. Fluoride deposition in the aged human pineal gland. Caries Res 2001;35(2):125-28. Abstract at: *https://www.ncbi.nlm.nih.gov/pubmed/11275672*. Accessed September 20, 2017.

136) Schlesinger ER, Overton DE, Chase HC, Cantwell KT. Newburgh-Kingston caries-fluorine study XIII: pediatric findings after ten years. J Am Dent Assoc 1956;52(3):296-306. Abstract at: *https://www.ncbi.nlm.nih.gov/pubmed/13294993*. Accessed September 20, 2017.

137) U.S. Department of Health and Human Services. Centers for Disease Control. Dental Disease Prevention Activity. Update of fluoride/acquired immunodeficiency syndrome (AIDS) allegation. Pub. No. FL-133. Atlanta; June 1987.

138) Challacombe SJ. Does fluoridation harm immune function? Comm Dent Health 1996;13(Suppl 2):69-71. Abstract at: *https://www.ncbi.nlm.nih.gov/pubmed/8897755*. Accessed September 26, 2017.

139) World Health Organization. Fluorine and fluorides: environmental health criteria 36. Geneva, Switzerland;1984.

140) Schlesinger E. Health studies in areas of the USA with controlled water fluoridation. In: Fluorides and Human Health. World Health Organization Monograph Series No. 59. Geneva;1970:305-10.

141) Lowry R, Steen N, Rankin J. Water fluoridation, stillbirths, and congenital abnormalities. J Epidemiol Comm Health 2003;57(7):499-500. Article at: *https://www.ncbi.nlm.nih.gov/pmc/articles/PMC1732512*. Accessed September 26, 2017.

142) National Down Syndrome Society. What is Down syndrome? Available at: *https://www.ndss.org/about-down-syndrome/down-syndrome*. Accessed September 26, 2017.

143) Needleman BL, Pueschel SM, Rothman KJ. Fluoridation and the occurrence of Down's Syndrome. New Eng J Med 1974;291(16):821-3.

144) Knox EG, Armstrong E, Lancashire R. Fluoridation and the prevalence of congenital malformations. Comm Med 1980;2(3):190-4.

145) Erickson JD. Down syndrome, water fluoridation and maternal age. Teratol 1980;21(2):177-80. Abstract at: *https://www.ncbi.nlm.nih.gov/pubmed/6446780*. Accessed September 26, 2017.

146) Broadbent JM, Thomson WM, Ramrakha S, Moffitt TE, Zeng J, Foster Page LL, Poulton R. Community water fluoridation and intelligence: prospective study in New Zealand. Am J Public Health 2015;105(1):72-76. Abstract at: *https://www.ncbi.nlm.nih.gov/pubmed/24832151*. Article at: *https://www.ncbi.nlm.nih.gov/pmc/articles/PMC4265943*. Accessed October 29, 2017.

147) Bazian Ltd. Independent critical appraisal of selected studies reporting an association between fluoride in drinking water and IQ. London;2009.

148) U.S. Environmental Protection Agency. Assessing and Managing Chemicals under TSCA. Support documents for fluoride chemicals in drinking water Section 21 petition. Available at: *https://www.epa.gov/assessing-and-managing-chemicals-under-tsca/support-documents-fluoride-chemicals-drinking-water*. Accessed October 29, 2017.

149) Bashash M, Thomas D, Hu H, Angeles Martinez-Mier E, Sanchez BN, Basu N, Peterson KE, Ettinger AS, Wright R, Zhang Z, Liu Y, Schnaas L, Mercado-García A, María Téllez-Rojo M, Hernández-Avila M. Prenatal fluoride

exposure and cognitive outcomes in children at 4 and 6–12 years of age in Mexico. Environ Health Perspect 2017;125(9):097017-1-12. Abstract at: *https://www.ncbi.nlm.nih.gov/pubmed/28937959*. Article at: *https://ehp.niehs.nih.gov/ehp655*. Accessed October 29, 2017.

150) Macek MD, Matte TD, Sinks T, Malvitz D. Blood lead concentrations in children and method of water fluoridation in the United States, 1988-1994. Environ Health Perspect 2006;114(1):130-4. Abstract at: *https://www.ncbi.nlm.nih.gov/pubmed/16393670*. Article at: *https://www.ncbi.nlm.nih.gov/pmc/articles/PMC1332668*. Accessed October 2, 2017.

151) Centers for Disease Control and Prevention. Lead in drinking water and human blood lead levels in the United States. MMWR 2012;61(Suppl; August 10, 2012):1-9. Available at: *https://www.cdc.gov/mmwr/preview/mmwrhtml/su6104a1.htm?s_cid=su6104a1_w*. Accessed October 2, 2017.

152) Centers for Disease Control and Prevention. Ten great public health achievements--United States, 1990-1999. MMWR 1999;48(12):241-3. Available at: *https://www.cdc.gov/mmwr/preview/mmwrhtml/00056796.htm*. Accessed October 2, 2017.

153) Centers for Disease Control and Prevention. Fluoridation growth data Table (1940-2014). Available at: *https://www.cdc.gov/fluoridation/statistics/fsgrowth.htm*. Accessed October 29, 2017.

154) Centers for Disease Control and Prevention. Adult Blood Lead Epidemiology and Surveillance — United States, 1998-2001. MMWR 2002;51(No. SS-11):1-12. Available at: *https://www.cdc.gov/mmwr/indss_2002.html*. Accessed October 29, 2017.

155) American Water Works Association. Internal corrosion control in water distribution systems. AWWA Manual M58. Second edition. Denver. 2017.

156) U.S. Environmental Protection Agency. Drinking Water Requirements for States and Public Water Systems. Optimal corrosion control treatment evaluation technical recommendations. 2016. Available at: *https://www.epa.gov/dwreginfo/optimal-corrosion-control-treatment-evaluation-technical-recommendations*. Accessed September 20, 2017.

157) Master RD, Coplan MJ. Water treatment with silicofluoride and lead toxicity. Int J Environ Studies1999;56:435-49.

158) Urbansky ET, Schock MR. Can fluoridation affect lead(II) in potable water? Hexafluorosilicate and fluoride equilibria in aqueous solution. Int J Environ Studies 2000;57:597-637.

159) U.S. Department of Health and Human Services. National Institute on Aging. What causes Alzheimer's disease? Available at: *https://www.nia.nih.gov/health/what-causes-alzheimers-disease*. Accessed August 23, 2017.

160) Varner JA, Jensen KF, Horvath W, Isaacson RL. Chronic administration of aluminum-fluoride or sodium-fluoride to rats in drinking water: alterations in neuronal and cerebrovascular integrity. Brain Res 1998;784(1-2):284-98. Abstract at: *https://www.ncbi.nlm.nih.gov/pubmed/9518651*. Accessed August 23, 2017.

161) American Dental Association. Health Media Watch: Study linking fluoride and Alzheimer's under scrutiny. J Am Dent Assoc 1998;129(9):1216-8.

162) Lidsky T. Is the aluminum hypothesis dead? J Occup Environ Med 2014; 56(5 Suppl):S73-9. Abstract at: *https://www.ncbi.nlm.nih.gov/pubmed/24806729*. Article at: *https://www.ncbi.nlm.nih.gov/pmc/articles/PMC4131942*. Accessed August 23, 2017.

163) Emsley CL, Gao S, LI Y, Liang C, Ji R, Hall KS, Cao J, Ma F, Wu Y, Ying P, Zhang Y, Sun S, Unverzagt, FW, Slemenda CW, Hendrie HC. Trace element levels in drinking water and cognitive function among elderly Chinese. Am J Epidemiol 2000;151(9):913-20. Abstract at: *https://www.ncbi.nlm.nih.gov/pubmed/10791564*. Accessed August 23, 2017.

164) American Heart Association. Coronary artery disease - coronary heart disease. Available at: *http://www.heart.org/HEARTORG/Conditions/More/MyHeartandStrokeNews/Coronary-Artery-Disease---The-ABCs-of-CAD_UCM_436416_Article.jsp#.WgEWVmeotow*. Accessed August 28, 2017.

165) American Heart Association. Minerals, inorganic substances: fluoridation. Available at: *http://www.heart.org/HEARTORG/HealthyLiving/HealthyEating/Minerals-Inorganic-Substances_UCM_306012_Article.jsp#.WgEWAmeotow*. Accessed August 28, 2017.

166) U.S. Department of Health, Education and Welfare, National Institutes

of Health, Division of Dental Health. Misrepresentation of statistics on heart deaths in Antigo, Wisconsin Pub. No. PPB-47. Bethesda, MD; November 1972.

167) Gucciardi A. Breaking: fluoride linked to #1 cause of death in new research. The Natural Society Newsletter. January 17, 2012. Available at: *http://naturalsociety.com/breaking-fluoride-linked-to-1-cause-of-death-in-new-research*. Accessed August 16, 2017.

168) Li Y, Berenji GR. Shaba, Tafti B, Yevdayev E, Dadparvar S. Association of vascular fluoride uptake with vascular calcification and coronary artery disease. Nucl Med Commun 2012;33(1):14-20. Abstract at: *https://www.ncbi.nlm.nih.gov/pubmed/21946616*. Accessed August 16, 2017.

169) Geever EF, Leone NC, Geiser P, Lieberman J. Pathologic studies in man after prolonged ingestion of fluoride in drinking water. I. Necropsy findings in a community with a water level of 2.5 ppm. J Am Dent Assoc 1958;56(4):499-507.

170) Ludlow M, Luxton G, Mathew T. Effects of fluoridation of community water supplies for people with chronic kidney disease. Nephrol Dial Transplant 2007;22(10):2763-7. Article at: *https://academic.oup.com/ndt/article/22/10/2763/1833116*. Accessed October 29, 2017.

171) Kidney Health Australia. 2011 Review of Kidney Health Australia fluoride position statement. 2011. Available at: *http://kidney.org.au/cms_uploads/docs/2011-review-of-fluoride-position-statement.pdf*. Accessed October 29, 2017.

172) National Kidney Foundation. Fluoride intake in chronic kidney disease. April 15, 2008. Available at: *https://www.kidney.org/atoz/content/fluoride*. Accessed August 28, 2017.

173) U.S. Department of Health and Human Services, Public Health Service. Surgeon General's advisory: treatment of water for use in dialysis: artificial kidney treatments. Washington, DC: Government Printing Office 872-021;June 1980.

フロリデーションの実践

質問47　米国においてどの機関が飲料水用の添加物を規制していますか？

答

米国環境保護局（Environmental Protection Agency：EPA）が飲料水用の添加物を規制しています．

事実

1974年に連邦議会は，国民の健康を守るための公共飲料水供給規制として，安全飲料水法（Safe Drinking Water Act：SDWA）を可決しました[1]．安全飲料水法（SDWA）は1986年と1996年に改定を重ねており，環境保護局（EPA）に対し，国民に安全な飲料水が確実に提供されるよう要請しています[1]．1979年6月22日，米国食品医薬品局（Food and Drug Administration：FDA）と環境保護局（EPA）は，水質保証における役割と責任を明確にする覚書（Memorandum of Understanding：MOU）を締結しました[2]．覚書（MOU）の目的は，「飲料水への添加物の管理に関する環境保護局（EPA）と食品医薬品局（FDA）の管轄権が重複しないようにすること」です．環境保護局（EPA）と食品医薬品局（FDA）の両機関は，連邦食品医薬品化粧品法（Federal Food, Drug and Cosmetic Act：FFDCA）に基づき飲料水を「食品」とみなして食品医薬品局（FDA）に管轄権がありましたが，1974年の安全飲料水法（SDWA）の成立によって，飲料水を食品とみなさないという事項に合意しました．覚書（MOU）に基づき環境保護局（EPA）は，飲料水用の添加物をはじめ，公共の給水系によって提供される飲料水に対して独占的な管轄権を有することになりました．一方，食品医薬品局（FDA）は，連邦食品医薬品化粧品法（FFDCA）の第410節に定められたボトル水の管轄権と，食品加工用の水（水中の物質）に関する管轄権を有することになっています[2]．

環境保護局（EPA）は水道水を規制していますが，食品医薬品局（FDA）は品質基準を定めたボトル水を規制しています[2]．食品医薬品局（FDA）は，ボトル水に使用される原水にフッ化物が自然に含まれている可能性があること，またはボトル水メーカーによって添加されることもあり得ることに言及しています．食品医薬品局（FDA）は，水に含まれるフッ化物の恩恵を認めており，食品医薬品局（FDA）が表明した独自性と厳格さに基づく基準に合致し，またフッ化物に関して公的に承認された健康表示の条項に適合したボトル水には，以下の健康に関する記述を表示してよいと表明しています：「フッ化物を調整した水を飲むことで，［う蝕またはむし歯］のリスクを減らすことができる」[3]．

> 環境保護局（EPA）は水道水を規制していますが，食品医薬品局（FDA）は同局が品質基準を定めるボトル水を規制しています．食品医薬品局（FDA）は，フッ化物がボトル水に使用される原水に自然に含まれている可能性があること，またはボトル水メーカーによって添加されることもあり得ることに言及しています．食品医薬品局（FDA）は，水に含まれるフッ化物の恩恵を認めており，食品医薬品局（FDA）が表明した独自性と厳格さに基づく基準に合致し，またフッ化物に関して公的に承認された健康表示の条項に適合したボトル水には，以下の健康に関する記述を表示してよいと表明しています：「フッ化物を調整した水を飲むことで，［う蝕またはむし歯］のリスクを減らすことができる」．

時として，各州および自治体は，地域の水道システムに各種物質を加える前に，食品医薬品局（FDA）の承認を求めるために法廷論争や住民投票に巻き込まれてきました．フッ化物製品品質管理法，水質条例，純水条例などと呼称されている法案は，特に水

道水フロリデーション反対者たちが水道水フロリデーションを中止させるための手口としてよく使われます．多くの場合，この法案ではフッ化物やフロリデーションについて何も述べていません．この種の法案を支持している人たちは，水道水フロリデーションに反対ではなく純水の擁護であり，食品医薬品局（FDA）承認済みの食品添加物以外は，水道水に添加しないで欲しいと訴えているようです．そのような動きは，表向き「ものわかりの良い常識的な」方法に見えるかもしれません．しかし，その裏にある真の狙いは，水道水フロリデーションを実施する取り組みを骨抜きにすることなのです．なぜならば，食品医薬品局（FDA）には給水設備の管理権限がないにも関わらず，飲料水に添加するいかなる物質についても食品医薬品局（FDA）の承認を必要とすることになるからです．誤って（あるいはずる賢くわざと）間違って担当政府機関の名前を挙げておくことで，その結果として多くの場合，水道水フロリデーションが中止になったり，導入が阻止されたりということにつながりかねないのです．

💧 質問48 米国における水道水フロリデーションに使用されるフッ化物の安全性を確保するために，どのような基準が設けられていますか？

答

　米国では3種のフッ化物（フッ化ナトリウム，ケイフッ化ナトリウム，ケイフッ化水素酸）が水道水フロリデーションに使用されています．米国水道協会（American Water Works Association：AWWA）および米国衛生財団インターナショナル（National Sanitation Foundation International：NSF）により定められた安全基準に適合しています[4]．

> 米国では3種のフッ化物（フッ化ナトリウム，ケイフッ化ナトリウム，ケイフッ化水素酸）が水道水フロリデーションに使用されています．米国水道協会（AWWA）および米国衛生財団インターナショナル（NSF）により定められた安全基準に適合しています．

事実

　浄水処理に使用される添加物は，その処理のために添加された生成物の安全を確保する最小限の要件を満たしており，それによって公衆の健康を確保する環境保護局（Environmental Protection Agency：EPA）の要請に応えるべく整備された安全基準を満たしています[4]．具体的には，水道水フロリデーションに使用される添加フッ化物は，米国水道協会（AWWA）および米国衛生財団インターナショナル（NSF）によって確立された基準に適合しています[4]．さらに，米国国家規格協会（American National Standard Institute：ANSI）は，水道水フロリデーションの添加剤に関する米国水道協会（AWWA）と米国衛生財団インターナショナル（NSF）の規格を推奨しており，これらの規格に米国国家規格協会（ANSI）の名称を記載することも推奨しています[4]．

　米国水道協会（AWWA）[5]は，国際的な非営利の科学・教育団体で，効果的な水質管理を確実にするために総合的な水質改善策の提供に専従しています．米国水道協会（AWWA）は1881年に設立され，世界で最大の上水道専門家団体です．その構成員は，上下水道に関する関係者全般にわたっています．すなわち環境擁護者，科学者，学者，および水に深い関心を寄せる人々を代表しています．米国水道協会（AWWA）は，公衆衛生，安全，経済，および環境を向上させるため，多様な水に関する有識者を結集しています[5]．

　米国衛生財団インターナショナル（NSF）[6]は，独立した公認組織であり，公衆衛生と安全に基づく危機管理解決に関する地球規模の先進的な提供者となることに専念しています．製造業者，規制当局，および消費者は，食品，水，消費財，および環境の保護に役立つ公衆衛生の基準と認証をより確かなものにする米国衛生財団インターナショナル（NSF）に注目しています．その専門スタッフには，微生物学者，毒物学者，化学者，技術者，環境および公衆衛生の専門家が含まれます．米国衛生財団インターナショナル（NSF）は1944年に全米衛生財団として設立され，その任務は世界の人々の健康を守り，向上させることです[6]．

　米国国家規格協会（ANSI）[7]は，米国での自主規

格化と適合性評価システムを任意に管理調整する民間の非営利組織です．協会の使命は，自発的な合意基準と適合性評価システムの推進と普及，およびそれらの整合性を保護することによって，米国企業の国際競争力と米国民の生活の質の向上をともに増強することです[7]．

米国水道協会（AWWA）の文書は，製造業者，供給業者，および購入者に，以下に示す3種類のフッ化物の製造，品質，および検証の基準を規定しています．米国水道協会（AWWA）の基準は，標準要件の検証と納入のための要件に関する情報を含め，物理的，化学的，および不純物の基準を設定しています[4]．

・米国国家規格協会（ANSI）/米国水道協会
　（AWWA）B701 フッ化ナトリウム
・ANSI/AWWA B702 ケイフッ化ナトリウム
・ANSI/AWWA B703 ケイフッ化水素酸[4]

米国衛生財団インターナショナル（NSF）/米国国家規格協会（ANSI）規格60号は，飲料水に対する有害な汚染物となる添加物の影響を制限するため，飲料水用添加物の純度を規定しています[4,6]．この規格はまた，製品の品質が維持されるように，生産から流通までの安全保証も備えています．さらに，この規格は，添加物の純度を示す文書を要求しており，それには他国からの輸入製品に対する特定の規格が含まれています．NSF/ANSI規格61号[4,6]は，飲料水と接触することになる上水処理施設で使用される機器/製品の指針を提供する関連規格です．両号のNSF/ANSIの規格は，米国衛生財団インターナショナル（NSF），米国水道協会（AWWA），州飲料水管理者協会と米国環境保護局（EPA）の支援を受けた州保健環境管理者会議を含む連合体によって作成されました[4]．

フロリデーション用のフッ化物は，浄水処理において一般的に使用される40種以上の添加剤と同様に，等級として「飲料水用」を満たした化合物です．浄水処理施設で使用されるすべての添加剤は，米国衛生財団インターナショナル（NSF）規格60号の要件に適合する「飲料水用」に分類されています．広く浄水処理施設に使用される，その他の「飲料水用」がつけられた添加剤の例としては，塩素（ガス），硫酸第一鉄，塩酸，二酸化硫黄，硫酸があります[8]．

水道水フロリデーション反対派は，フロリデーションに反対しているのではなく，使用フッ化物に等級として「工業用」を使用することに反対しているという意見をしばしば述べています．もし米国食品医薬品局（FDA）の認める「医薬品用等級」となっていれば，水道水フロリデーションに賛成するのかも知れません．表面上ではこれは"良識的な意見"に聞こえます．しかし実際は，常に水道水フロリデーションを止めさせるいつもながらの策略です．そのように考えられる根拠は以下のとおりです．第一に，公共給水システムで使用される添加剤の規制権限を持っているのは，米国食品医薬品局（FDA）ではなく米国環境保護局（EPA）です．第二に，おそらく最も重要な点は，米国薬局方（U.S. Pharmacopeia：USP）のフッ化ナトリウムに関する承認基準は，独立した認証機関による品質の認証を与えているわけではありません[4,9]．第三に，処方を策定するために使用された米国薬局方（USP）および米国国民医薬品集（National Formulary：USP-NF）規格は，現行の米国環境保護局（EPA）基準よりも高い水準の不純物質を飲料水に注入する可能性があるため，水道水フロリデーション用のフッ化物には適合していません[4,9]．米国疾病予防管理センター（CDC）[9]によると；

> 米国薬局方（USP）は個々の汚染物質に対して特定の保護水準を規定するのではなく，関連する汚染物質群に対して相対的な最大曝露レベルを設定します．米国環境保護局（EPA）によって規制されるヒ素，いくつかの重金属および放射性核種の潜在的な不純物には米国薬局方（USP）による制限がありません．水道水フロリデーションに使用されるフッ化物量を考慮すると，フロリデーション用フッ化ナトリウムの薬品等級はNSF/ANSI規格60号の認定製品よりもはるかに高レベルのヒ素，放射性核種および規制された重金属を含む可能性があります．

☞質問49参照

最後に，米国薬局方（USP）で等級付けされているフッ化ナトリウム製品は，粉末状であるため浄水場での作業者が粉塵に晒される可能性が高く，この点，米国水道協会（AWWA）規格のフッ化ナトリウムは結晶状であるため作業環境にとって有利です[4]．

☞質問52参照

答

いいえ．飲料水中の汚染物質の濃度が水道水フロリデーションの結果として増加することはありません．実際のところ，公衆の安全を確保するために設定された規制基準を十分に下回っています．

事実

ケイフッ化水素酸は，米国における大半の水道水フロリデーションに使用されています[10]．フッ化物は地球で採掘された鉱石から得られるため，ケイフッ化水素酸には鉛やヒ素などの微量の汚染物質が含まれている場合があります．しかし，既存の規制および基準では，ケイフッ化水素酸またはその他のフッ化物が希釈されて至適にフッ化物濃度が調整される際に，これらの汚染物質等は，米国環境保護局（EPA）による許容水準にあることが求められています[6]．米国衛生財団インターナショナル（American National Standard Institute：NSF）と米国国家規格協会（American National Standard Institute：ANSI）（NSF/ANSI）基準60号および米国水道協会（AWWA）規格は，すべてのフッ化物に適用されます[4~6]．

フッ化物の試験結果は，これらの汚染物質の水準が公衆の安全を確保するために設定された規制基準を大幅に下回っており，実際には基準以下であるというエビデンスがあります．米国衛生財団インターナショナル（NSF）は，分析された製品サンプルに基づいて，フッ化物の文書化された品質を提示する詳細なファクトシートである「フッ化物製品に関する米国衛生財団インターナショナル・ファクトシート概況報告書」（2013年）を作成しました[11]．米国衛生財団インターナショナル（NSF）は，当機関の試験結果に基づいた等級として，大半の水道水フロリデーション用フッ化物は飲料水に測定可能な量のヒ素，鉛，その他の重金属，または放射性核種を飲料水中に付加されないと報告しています[9, 11]．

答

ときどき水道水フロリデーション用フッ化物の安全性に関する研究は存在しないという主張がなされます．科学の分野では，添加用の濃縮されたフッ化物の健康への影響については研究されていませんが，フロリデーション水の健康への影響については研究されていますので，この批判は一種のトリックです．

事実

1999年のある研究[12]では，ケイフッ化水素酸とケイフッ化ナトリウムが水道水に添加された際に完全には解離する（化学分解する）ことがなく，そのことが飲料水のpHの低下（酸性化），配管系からの鉛の浸出，および小児の鉛摂取の増加を招きかねないと非難しました[12]．米国環境保護局（Environmental Protection Agency：EPA）の科学者たちはフッ化物の解離を分析[13]して，飲料水の典型的なpH（通常はわずかにアルカリ性）と飲料水に用いられるフッ化物濃度で，フッ化物は迅速かつ完全に解離してフッ化物イオンと二酸化ケイ素に至ると結論づけました[13]．

2006年発表によると[14]，ミシガン大学の研究者らは，ヘキサフルオロケイ酸（ケイフッ化水素酸）が水に添加された場合，遊離フッ化物イオンとケイ酸イオンに解離して完全に加水分解されるという理論的な予測が確認されたことを米国環境保護局（EPA）に代わり実証しました．この研究では，ケイフッ化水素酸が処理を終えた水に検出されることはないと示されました[14]．

当初水道水フロリデーションにフッ化ナトリウムが使用されましたが，1940年代にケイフッ化物（ケイフッ化ナトリウムとケイフッ化水素酸）が使用され始めました．1951年までには，ケイフッ化物が水道水フロリデーション用フッ化物として最も一般的に使用されるようになりました[15]．フロリデーションの健康へ及ぼす影響に関する初期の多くの研究では，地域でケイフッ化物 ——一般的には多くがケイフッ化水素酸— を使用して行われました[16~21]．しかしながら，その当時，研究報告書にフロリデーション用フッ化物が必ずしも特記されていませんでし

た．フロリデーションに関する研究が拡がるにつれて，使用フッ化物の種類に関わらず，水道水フロリデーションに関連した健康への悪影響はないことが明らかになりました．さらに，経時的に，フロリデーションが健康に及ぼす影響に関する多くの包括的なレビューが発表されています．水道水フロリデーションの安全性を支持するこれらのレビューには，ケイフッ化物を使用した大規模なフロリデーション地域で行われた多くの研究が含まれています[22〜29].

今や，フッ化物応用は70年以上にわたる実践経験があり，これは水道水フロリデーションが安全であると結論づける最も有用な科学に対してさらなる信頼を与えています．

💧 質問51　米国における水道水フロリデーションに使われているフッ化物の原料は何ですか？

答

米国で使用される大半のフッ化物は，無機アパタイト（リン酸カルシウムの一成分）に由来しています．

事実

水道水フロリデーションに使用されるフッ化物の約95％は，リン酸カルシウムをリン酸肥料に加工する過程で生じる副産物です．約4％はフッ化カルシウムの処理に由来し，残り1％は高純度シリカ（二酸化ケイ素）の製造に由来します[30〜35].*

リン酸肥料の製造では，リン酸カルシウム鉱石（アパタイトを含む）を硫酸と混合され，硫酸カルシウム（石膏）の懸濁液ができます．この過程で放出された気体のリン酸は，真空抽出によって収集，凝縮され，次いで脱水（乾燥）されて，リン酸肥料ペレット（訳注；廃棄物を，再利用のため粉末にしたうえで粒状に固めたもの）に形成されます．フッ化物は，リン酸カルシウム鉱石に含まれる無機アパタイトの微量成分（3〜7％）です．四フッ化ケイ素もまた，硫酸カルシウムの懸濁液の生成時に気体としても放出され，ガス状のリン酸と共に真空抽出によって回収されます．米国のおよそ半数のリン酸肥料工場では，四フッ化ケイ素ガスがリン酸と共に凝縮および処理されて，リン酸肥料の微量成分になり

ます．他の工場では四フッ化ケイ素ガスが，リン酸から分離されます．リン酸カルシウム鉱石の加工過程から回収されたおよそ60％のフッ化物は，フッ化物添加剤として使用するために販売されています．この過程で生成されるフッ化物はケイフッ化水素酸です．大半の生成物はケイフッ化水素酸として販売されていますが，生成物の一部は部分的に中和されケイフッ化ナトリウムに，一部は完全に中和されてフッ化ナトリウムになります．米国におけるフロリデーション用フッ化物の77％はケイフッ化水素酸であり，15％がケイフッ化ナトリウムで，8％がフッ化ナトリウムです．*

フロリデーション用フッ化物の約4％は，フッ化水素にフッ化カルシウムを投じる処理過程に由来し，フッ化水素からケイフッ化水素酸を回収するためのガス分離技術が使われています*.

フロリデーション用フッ化物の約1％は，高純度シリカの製造に由来しています．ケイフッ化水素酸は，そのシリカを精製する過程の一環として生成されます．*

ときどき，フロリデーション反対派はフロリデーション用フッ化物が安全でないと匂わすために，フッ化物はリン酸肥料産業の副産物であると強く主張します．定義上は，副産物とは，他にある物質の製造過程の結果として生成された物質です．化学産業では，副産物（二次製品）は経済的に最も重要な生成物以外の何物でもありません．ある製品が製造過程の二次製品であるという事実は，その品目が粗悪で，有害な，あるいは廃棄物であることを示唆するものではありません．それどころか，副産物には貴重な資源となる信頼できる特性を備えているかもしれません．リン酸肥料の製造において，フロリデーション用のケイフッ化水素酸は，石膏とともに出る副産物です[36].石膏は建設用として壁板の製造によく使用されます．オレンジジュースの生産は貴重な副産物の事例です．オレンジジュースでは，ジュースの製造過程のオレンジからさまざまな副産物が得られ，洗浄剤，芳香剤，香料として使われます[37].

---

* 前述の段落は，参考文献4), 30)〜35)を使用して記述され，国家フロリデーション技術者である米国疾病予防管理センター（CDC）の Kip Duchon P.E. 氏からの私信を使用して作成しました．

フロリデーション用フッ化物は，リン酸肥料の製造の結果として生じる貴重な副産物です．一般市民の安全を確保するために，水道水フロリデーション用フッ化物は，米国水道協会（American Water Works Association：AWWA）と米国衛生財団インターナショナル（National Sanitation Foundation International：NSF）の基準を満たしています[4]．

💧 質問52　水道水フロリデーションを行う浄水処理過程において，水道システムや水道技師に対して何か特段の安全上の懸念がありますか？

答

いいえ，懸念はありません．適切な監視，保守，水道施設技師の訓練，およびシステム計画をもって，水道水フロリデーション実施のための処理過程は安全で信頼できる方法となっています．

事実

水道施設とその施設技師は，水道水のフッ化物濃度を慎重に調整することによって，地域の口腔保健状態を改善するという重要な公共サービスを提供しています．施設と職員は，安全を確保するために立案された多くの規定に従わなければなりません．

施設管理者は労働安全衛生局（Occupational Safety and Health Administration：OSHA）の要件を遵守しなければなりません[38]．労働安全衛生局（OSHA）の使命は，各種基準を設定，遵守させることにより，また訓練，教育，そのためのシステム作りを支援することにより，安全で健康的な職場を確保することです．労働安全衛生局（OSHA）法に基づき，管理者は安全で健康的な職場を整備する責任があり，該当するすべての労働安全衛生局（OSHA）基準を履行する義務があります[38]．

さらに，高品質の飲料水の持続的な供給を行う専門職の保護を援助するために，米国水道協会（American Water Works Association：AWWA）は，水道施設職員の安全面と安全な労働条件に関する詳細な指針を公開しています[39]．

そのうえ労働安全衛生局（OSHA）は，安全データシート（Safety Data Sheets：SDS 以前は製品安全データシート［Material Safety Data Sheets：MSDS］として知られていた）が，危険有害情報に関する規制の下で，職場で取り扱われる潜在的に有害な物質について，すべての職員が適時利用できることを要求しています[40]．安全データシート（SDS）には，特定の材料に関連する安全な取扱説明および潜在的な危険に関する指示が含まれていることもあり，通常，材料が保管または使用されるエリアで利用できるとなっています．安全データシート（SDS）情報は，ある職場環境の下で材料を扱う際の潜在的な危険性に焦点を当てています．フッ化物の取り扱いに関する安全データシート（SDS）ガイドラインを遵守することが，水道技師の安全を維持しながら，水道水システムを通して飲料水系におけるフッ化物の推奨濃度を保証することに役立ちます．フッ化物の場合，水道システムに投入される前に濃縮されたフッ化物を扱う水道施設の職員が直面するリスクは，消費者が使用する際の水のフッ化物濃度とは関連がありません．安全データシート（SDS）に記載されているフッ化物の内容は，推奨濃度のフッ化物を含む飲料水には適用されません．したがって，消費者は給水された水道水フロリデーションの潜在的な危険性を評価するために安全データシート（SDS）シートを使用すべきではありません．

安全手順の一環として，上水処理施設職員は，施設で使用する各種添加物の管理について訓練を受けます．水道水に含まれる推奨濃度のフッ化物は安全であることが証明されていますが，上水処理施設でフッ化物を取り扱う場合，施設職員と技師ははるかに高濃度のフッ化物に曝される可能性があります[4]．使用するフッ化物は，次亜塩素酸，生石灰，硫酸アルミニウム，水酸化ナトリウム，および硫酸第一鉄など上水処理施設で一般的に使用される他の添加剤と同等のリスクを抱えています．場合によっては，フッ化物は上水処理施設で一般的に使用されている他の多くの添加剤，例えば塩素ガスなどと較べると危険性はかなり低くなります[39]．

今日の機器に関わる充実のおかげで，水道処理施設職員は至適フッ化物濃度を簡単に監視，維持することができます．水道水中フッ化物濃度が推奨範囲内に調整するのに役立つ自動監視装置も利用できるのです[4]．

水道水フロリデーションの管理に責任を持つ水道

施設の職員が適切な訓練を受け，水道水フロリデーションの過程で使われている機器が適切に維持されていることが重要です[4]．70年以上の経験，および毎日フッ化物を添加している何千もの上水道処理施設からして，水道施設職員は，自らの安全面だけではなく，消費者に適切な飲料水を提供するという優れた安全性の実績を持っています．

質問53　水道水フロリデーションには，技術上の難しい問題がありますか？

答

いいえ．技術上の難しい問題はありません．フッ化物濃度を調整する技術は，同じ機器と技術を用いて，上水処理に通常用いられる他の製剤の扱いと何ら変わりません．

事実

水道水中のフッ化物濃度を調整するために使用されるフッ化物は，浄水処理施設において他の浄水処理添加剤を安全に処理するために設計された同じタイプの機器，および標準的な材料を使用する処理過程と互換性があります．フッ化物は，液体として水道に注入されます．多くの制御装置があり，あるものは数十年使用され，また一部の新しい機器は，至適フッ化物濃度だけでなく，他の浄水処理添加剤および水中に存在する可能性のある天然由来物質の濃度を，水道施設職員が容易に監視および維持できるようにします．水道水のフッ化物濃度が推奨範囲内に維持することを保証する手助けとなる自動監視装置が利用できます[4]．

水道水にフッ化物を添加する場合，濃縮されたフッ化物は大幅に希釈されます．典型的事例として，ケイフッ化水素酸は約315,000倍に希釈され，推奨される目標濃度0.7mg/Lに調整されます．正確な希釈係数は，0.7mg/Lの濃度に達するために使用されるフッ化物の濃度と量によって決まります．0.7mg/L（または100万分の0.7）にということは，一つのフッ化物の10分の7が999,999.3の水のなかに希釈されることです．この濃度を理解するためには，以下の比較が役立ちます．

　約23マイル（約37km）に対して1インチ（約2.5cm）

　約1,000日（1,440,000分）に対して1分

　約14,000ドルに対して1セント

　34を超えるリグレーフィールド野球場（シカゴにあるMBシカゴカブスの本拠地：座席数41,268）の34カ所分の1席．

70年以上にわたる水道水フロリデーションの経験により，水道水フロリデーションのシステムを設計，建設，運用，および保守するための正しい技術の実践に関する熟考された指針が揃っています．設計，そして適切な保守と試験によって，浄水処理システムは目標0.7mg/Lといった狭い制御範囲内で推奨されるフッ化物濃度の水を供給することができます[41, 42]．デイ・タンク（1日のフッ化物を供給するタンク）の使用などの付加設計機能は，24時間中に水道水に添加できるフッ化物量を制限することができ，過剰な供給の防止を保証する最も信頼できる方法です[4]．飲料水を管理する州政府，または同様の州機関は，通常，安全のための工学的な要件を確立していることでしょう．最良の工学的実践に関するさらなる基準と参考資料は，米国水道協会（AWWA）と米国疾病予防管理センター（CDC）から入手できます[4, 43]．

質問54　フロリデーションに使用される濃度のフッ化物は水道管を腐食しますか？

答

いいえ．水道管を腐食しません．フッ化物が水道管の腐食を引き起こすという主張は，今日までに得られている信頼できる科学的エビデンスによって支持されていません．

事実

フロリデーションのプロセスは，飲料水の酸性度またはpHへの影響は非常に小さく，そのため水道管を腐食しません．水道管の腐食は，主に異種金属間の誘導電流に関係しています．その他の要因には，溶存酸素濃度，水温，酸性度／アルカリ度（pH），硬度，塩分濃度，硫化水素含有量，および特定の細菌の存在などがあります．一部の水質条件下では，ミョウバン，塩素，ケイフッ化水素酸，またはケイフッ化ナトリウムで処理した後，すでにわずかに酸性である飲料水の酸性度を少しだけ増加させることが観察される場合があります．そうした場合，配水

管の腐食制御のために pH を調整して酸を中和する
ために，さらに処理を行うことが浄水処理施設の標
準的な手順です [44]．

> 水道水にフッ化物を添加するプロセスは，飲料
> 水の酸性度または pH への影響は非常に小さ
> く，そのため水道管を腐食しません．

すべての水道システムが年単位で水道利用者に提
供しなければならない水質報告書（Water Quality
Report），または消費者信頼性報告書（Consumer
Confidence Report）には，システムの浄水の pH
が記載されていることもあるので覚えておきましょ
う [45]．

中性 pH（7.0）に制御することは，腐食をコント
ロールする要件として不可欠なものです．水道施設
は通常，浄水処理施設から供給する水がわずかにア
ルカリ性で非酸性であることを示す規範的な取り組
みとして 7.0〜8.0 の pH を維持します [46]．

● 質問 55　水道水フロリデーションに利用されている濃度のフッ化物は，浄水処理施設のガラス，コンクリート，またはその他の表面を腐食しますか？

答

いいえ．正しく設計および保守されたシステムは，
浄水施設を損傷させることはありません．

事実

濃縮された状態のケイフッ化水素酸は，正しく取
り扱わなければ施設面を腐食することがあります．
濃縮されたケイフッ化水素酸は，水 75％とケイフッ
化水素酸 25％から成っています．ケイフッ化水素
酸の最大 1％までは，フッ化水素を含む他の酸で
あってもよいのです．フッ化水素は室温付近で揮発
性のため，システムが適切に設計および保守されて
いない場合，溶液から蒸発します．その蒸発は非常
にゆっくりとした速度で起こります．フッ化水素の
蒸発により，1 カ月以上かけて 1％未満のケイフッ
化水素酸が失われます．ただし，極めて少量のフッ
化水素の流出であっても，コンクリート，ガラス，
および電気部品に対して非常に強く腐食することが

あります [30]．

貯蔵室またはフッ化物処理室で，フッ化水素の蒸
発による腐食の問題（例えば施設内のガラスが "磨
りガラス" になっている）を浄水処理施設が示して
いる場合，施設の維持管理が十分ではありません．
ケイフッ化水素酸の注入システムにおける貯蔵タン
クおよびその他の場所が密閉されていないとか，あ
るいは排気が適切でない可能性があり，フッ化水素
ガスがそれらの場所から流出（漏洩）しているかも
しれません．すべてのフッ化物製品の保管，取り扱
い，および注入システムにおいては，建物の外部へ
排気しなければならず，システムと配管は漏れの可
能性のある場所を確認するために，与圧テストが必
要になります（低圧で充分です）．速やかに漏れは
修正しなければなりません [30]．

システムからの漏れがなく，建物の外への適切な
排気が行われていれば，腐食の問題はありません [30]．

● 質問 56　フロリデーション水は環境汚染につながりますか？

答

いいえ．フロリデーション水は環境汚染につなが
りません．科学的なエビデンスにより，水道水フロ
リデーションは環境に安全であり，人々に有益であ
ることが示されています．

事実

フッ化物は環境中に自然に存在しており，地殻を
構成する 13 番目に多い元素です．以下に記載する
ように，すべての水に自然に含まれています [47]．

雨水：	0.1〜0.2 mg／L
河川水および湖水：	0.1〜0.3 mg／L
地下水：	0.1〜10 mg／L
海洋および海水：	1.2〜1.4 mg／L

2004 年に公開された包括的な文献レビューでは，
水道水フロリデーションの結果，何ら環境汚染につ
ながらないことを明らかにしました [48]．1990 年の
研究では，フロリデーションは周囲の水環境および
土壌にほとんど，あるいはまったく影響しないと結
論づけています [49]．これまでのフッ化物と環境に
関する事例については，深刻な産業公害や事故に限
られています [49]．

　ワシントン州環境保護法（Washington's State Environmental Protection Act：SEPA）に基づき，タコマ・ピアス郡で飲料水に最適レベルのフッ化物を添加した場合の環境への影響を調査する研究が実施されました．調整された飲料水中フッ化物濃度で動植物に有害である証拠が認められなかったという結果から，「水道水フロリデーションによる環境汚染はない」と結論づけられました[50]．

　水道水フロリデーションが，庭，芝生や植物に悪影響があるという証拠はひとつもありません[50]．

　水道水フロリデーション用のフッ化物および技術面の問題に関する追加情報は，米国疾病予防管理センター（CDC）のフッ化物ウェブサイト「Water Operators and Engineers」（https://www.cdc.gov/fluoridation/engineering/index.htm）で閲覧できます．

引用文献

1) U.S. Environmental Protection Agency. Overview of the safe drinking water act. 2015. Available at: *https://www.epa.gov/sdwa/overview-safe-drinking-water-act*. Accessed September 19, 2017.

2) Federal Register 1979 Jul 20;44(141):42775-8. National Archives and Records Administration. Library of Congress. Available at: *https://www.loc.gov/item/fr044141*. Accessed October 3, 2017.

3) U.S. Department of Health and Human Services. U.S. Food and Drug Administration. Health claim notification for fluoridated water and reduced risk of dental caries. Available at: *https://www.fda.gov/food/labelingnutrition/ucm073602.htm*. Accessed September 19, 2017.

4) American Water Works Association. Water fluoridation principles and practices. AWWA Manual M4. Sixth edition. Denver. 2016.

5) American Water Works Association. About us. Available at: *https://www.awwa.org/about-us.aspx*. Accessed September 20, 2017.

6) NSF International. The public health and safety organization. Available at: *http://www.nsf.org*. Accessed September 20, 2017.

7) ANSI. American National Standards Institute. About us. Available at: *https://www.ansi.org/about_ansi/overview/overview?menuid=1*. Accessed September 20, 2017.

8) U.S. Department of Health and Human Services, Centers for Disease Control, Dental Disease Prevention Activity, Center for Prevention Activity. Water fluoridation: a manual for engineers and technicians. Atlanta. 1986. Available at: *https://stacks.cdc.gov/view/cdc/13103*. Accessed October 2, 2017.

9) Centers for Disease Control and Promotion. Water fluoridation additives. Available at: *https://www.cdc.gov/fluoridation/engineering/wfadditives.htm*. Accessed September 20, 2017.

10) Duchon K. National. Fluoridation Engineer. Centers for Disease Control and Prevention. Personal communication. CDC WFRS database query. August 24, 2017.

11) NSF International. NSF fact sheet on fluoridation products. Available at: *http://www.nsf.org/newsroom_pdf/NSF_Fact_Sheet_on_Fluoridation.pdf*. Accessed September 20, 2017.

12) Master RD, Coplan MJ. Water treatment with silicofluoride and lead toxicity. Int J Environ Studies1999;56:435-49.

13) Urbansky ET, Schock MR. Can fluoridation affect lead(II) in potable water? Hexafluorosilicate and fluoride equilibria in aqueous solution. Int J Environ Studies 2000;57:597-637.

14) Finney WF, Wilson E, Callender A, Morris MD, Beck LW. Reexamination of hexafluorosilicate hydrolysis by fluoride NMR and pH measurement. Environ Sci Technol 2006;40(8):2572-7. Abstract at: *https://www.ncbi.nlm.nih.gov/pubmed/16683594*. Accessed September 21, 2017.

15) Maier FJ. Manual of water fluoridation practice. New York: McGraw-Hill Book Company, Inc.;1963.

16) DeEds F, Thomas JO. Comparative chronic toxicities of fluorine compounds. Proc Soc Exper Biol and Med 1933-34;31:824-5.

17) McClure FJ. A review of fluorine and its physiological effects. Phys Reviews 1933;13:277-300.

18) McClure FJ. Availability of fluorine in sodium fluoride vs. sodium fluosilicate. Public Health Rep 1950;65(37):1175-86. Article at: *https://www.ncbi.nlm.nih.gov/pmc/articles/PMC1997098*. Accessed September 22, 2017.

19) Zipkin I, Likins RC, McClure FJ, Steere AC. Urinary fluoride levels associated with the use of fluoridated water. Public Health Rep 1956;71(8):767-72. Article at: *https://www.ncbi.nlm.nih.gov/pmc/articles/PMC2031051*. Accessed September 22, 2017.

20) Zipkin I, Likins RC. Absorption of various fluoride compounds from the gastrointestinal tract of the rat. Amer J Physiol 1957;191(3):549-50.

21) McClure FJ, Zipkin I. Physiologic effects of fluoride as related to water fluoridation. Dent Clin N Am 1958:441-58.

22) McClure FJ. Water fluoridation: the search and the victory. Bethesda, MD: National Institute of Dental Research; 1970. Available at: *https://www.dentalwatch.org/fl/mcclure.pdf*. Accessed October 28, 2017.

23) U.S. Department of Health and Human Services, Public Health Service. Review of fluoride: benefits and risks. Report of the Ad Hoc Subcommittee on Fluoride. Washington, DC; February 1991. Available at: *https://health.gov/environment/ReviewofFluoride*. Accessed September 22, 2017.

24) Royal College of Physicians. Fluoride, teeth and health. London; Pitman Medical:1976. Abstract at: *https://www.bfsweb.org/fluoride-teeth-and-health*. Accessed October 28, 2017.

25) Knox EG. Fluoridation of water and cancer: a review of the epidemiological evidence. Report of the Working Party. London: Her Majesty's Stationary Office;1985. Available at: *https://archive.org/details/op1276356-1001*. Accessed September 23, 2017.

26) National Research Council. Health effects of ingested fluoride. Report of the Subcommittee on Health Effects of Ingested Fluoride. Washington, DC: National Academy Press;1993. Available at: *https://www.nap.edu/catalog/2204/health-effects-of-ingested-fluoride*. Accessed September 23, 2017.

27) Crisp MP. Report of the Royal Commissioner into the fluoridation of public water supplies. Hobart, Tasmania, Australia: Government Printers;1968.

28) Myers DM, Plueckhahn VD, Rees ALG. Report of the committee of inquiry into fluoridation of Victorian water supplies. 1979-80 Melbourne, Victoria, Australia: FD Atkinson, Government Printer;1980:115-25.

29) Ad Hoc Committee for the U.S. Surgeon General Koop, Shapiro JR, Chairman. Report to the Environmental Protection Agency on the medical (non-dental) effects of fluoride in drinking water. 1983:1-9.

30) Duchon K. National. Fluoridation Engineer. Centers for Disease Control and Prevention. Personal communication. October 24, 2017.

31) U.S. Patent 3,091,513. Fluorine recovery. May 28, 1963. Available at: *https://patents.google.com/patent/US3091513A/en*. Accessed August 28, 2017.

32) U.S. Patent 3,386,892. Purification of fluosilicic acid solution by distillation with phosphoric acid solution. June 4, 1968. Available at: *https://patents.google.com/patent/US3386892A/en*. Accessed August 28, 2017.

33) U.S. Patent 3,615,195. Fluosilicic acid recovery. October 26, 1971. Available at: *https://patents.google.com/patent/US3615195A/en*. Accessed August 28, 2017.

34) U.S. Patent 3,764,658. Production of fluosilicic acid. October 9, 1973. Available at: *https://patents.google.com/patent/US3764658A/en*. Accessed August 28, 2017.

35) U.S. Patent 4,762,698. Method for increasing fluosilicic acid recovered from wet process phosphoric acid production. August 9, 1988. Available at: *https://patents.google.com/patent/US4762698A/en*. Accessed August 28, 2017.

36) U.S. Patent 4,026,990. Production of low-fluoride gypsum as a by-product in a phosphoric acid process. May 31, 1977. Available at: *https://patents.google.com/patent/US4026990A/en*. Accessed August 28, 2017.

37) O'Phelan, AM. Fruit's pulp, seeds, oil all involved in making a number of products. Times Publishing Company. March 18, 2013. Available at: *http://www.tbo.com/orange-peels-and-everything-else-put-to-good-use-504764*. Accessed October 2, 2017.

38) U.S. Department of Labor. Occupational Safety and Health Administration. OSHA Law & Regulation. Available at: *https://www.osha.gov/law-regs.html*. Accessed October 2, 2017.

39) American Water Works Association. Safety Management for Utilities. AWWA Manual M3. Seventh Edition. 2014.

40) Federal Register 2012 Mar 26;77(58):11573-896. Available at: *https://www.federalregister.gov/documents/2012/03/26/2012-4826/hazard-communication*. Accessed October 2, 2017.

41) Brown R, McTigue N, Graf K. Monitoring fluoride: how closely do utilities match target versus actual levels? AWWA Opflow 2014;40(7):10-14.

42) Barker LK, Duchon KK, Lesaja S, Robison VA, Presson SM. Adjusted fluoride concentrations and control ranges in 34 states: 2006-2010 and 2015. AWWA Journal 2017;109(8):13-25. Abstract at: *https://www.awwa.org/publications/journal-awwa/abstract/articleid/65512820.aspx*. Accessed October 2, 2017.

43) Centers for Disease Control and Prevention. Engineering and

administrative recommendations for water fluoridation, 1995. MMWR 1995;44(No.RR-13). Available at: *https://www.cdc.gov/mmwr/preview/ mmwrhtml/00039178.htm*. Accessed October 2, 2017.

44) American Water Works Association. Internal corrosion control in water distribution systems. AWWA Manual M58. Second edition. Denver. 2017.

45) Federal Register 1998 Aug 19;53(160):44512-36. Available at: *https://www.federalregister.gov/documents/1998/08/19/98-22056/ national-primary-drinking-water-reguations-consumer-confidence- reports*. Accessed September 20, 2017.

46) U.S. Environmental Protection Agency. Drinking Water Requirements for States and Public Water Systems. Optimal corrosion control treatment evaluation technical recommendations. 2016. Available at: *https://www. epa.gov/dwreginfo/optimal-corrosion-control-treatment-evaluation- technical-recommendations*. Accessed September 20, 2017.

47) Edmunds WM, Smedley PL. Fluoride in natural waters. In Selinus O. (ed): Essentials of Medical Geology, Revised Edition. Netherlands, Springer. 2013:311-336.

48) Pollick PF. Water fluoridation and the environment: current perspective in the United States. Int J Occup Environ Health 2004;10(3):343- 50. Abstract at: *https://www.ncbi.nlm.nih.gov/pubmed/15473093*. Accessed on September 20, 2017.

49) Osterman JW. Evaluating the impact of municipal water fluoridation on the aquatic environment. Am J Public Health 1990;80(10):1230-5. Article at: *https://www.ncbi.nlm.nih.gov/pmc/articles/PMC1404812*. Accessed on September 20, 2017.

50) Tacoma-Pierce County Health Department. Tacoma-Pierce County Health Department fluoridation resolution. WAC 197-11-960 environmental checklist. August 2002.

公共政策

 質問 57 公衆衛生とは何ですか？

答

　公衆衛生とは，人々が暮らし，学び，働き，遊ぶなかで，人々の健康を増進し，地域社会を守るものです．公衆衛生施策により，地域住民全体の生活の質を向上させます．

事実

　公衆衛生には，非常に多くの定義や特徴があります．研究，教育，法規，政策などの内容を網羅しています．地域の近隣住民のような小さな集団から小規模地区，大都市に至るまで，全住民の健康に焦点を当てます．州全体，国全体，さらには世界全体にも焦点を当てます．どのように公衆衛生は私たちの日々の暮らしに影響を及ぼすのでしょうか？　実は人は無意識に日々公衆衛生施策の影響を受けています．例えば，ごみ収集と処理は疾病の蔓延を防ぎます．混雑した交差点の信号機は運転者や歩行者の身を傷害から守ります．地域に歩道を設置することは，人々に体重コントロールや心機能を改善するためのウォーキングという選択肢になります．禁煙関連の法律は肺がんを予防します．これらはすべて，実際に行われている公衆衛生施策です．

　水道水フロリデーションもまた，公衆衛生手段の一例です．

・フロリデーションは，個人の社会経済状況，学歴，その他の社会的条件に関わりなく，地域住民全体に恩恵が行き渡ります[1]．

・個人はフロリデーションの利益を得るために，特別の行動をとる，あるいは行動変容をする必要はありません．

・頻回な少量のフッ化物摂取で生涯を通してう蝕予防に効果的です[2]．

・水道水フロリデーションは他のフッ化物応用

（フッ化物歯面塗布など）よりも経済的に安価です[3,4]．

　20世紀を通して，米国人の健康と平均余命は劇的に改善しました．1900年より，米国人の平均寿命は30年以上も長くなりました．このうちの25年は公衆衛生の発展によるものです．1900年代には多くの重要な公衆衛生の偉業が達成されました．1999年の一連の米国疾病予防管理センター（CDC）の*罹患率・死亡率週報*（*Morbidity and Mortality Weekly Report : MMWR*）の中で，米国人の公衆衛生や健康，福祉への貢献の大きさを表すため，10大公衆衛生業績が特集されました[5]．

10大公衆衛生業績—米国，1900〜1999年[5]

・予防接種
・交通安全
・労働衛生
・感染症の予防
・心疾患や脳卒中による死亡の減少
・安全で健康的な食事
・母子保健
・家族計画
・水道水フロリデーション
・喫煙による健康に及ぼす悪影響の認知

　水道水フロリデーションの貢献について議論する中で，1999年10月22日，米国疾病予防管理センター（CDC）の*罹患率・死亡率週報*（*MMWR*）[6]では，20世紀後半の10大公衆衛生業績のひとつに，う蝕減少の大きな要因である水道水フロリデーションをあげました．本方法以外にも入手可能なフッ化物製品を利用する方法はありますが，水道水フロリデーションは年齢，学歴，所得水準に関わりなく，地域住民全体にフッ化物を供給できる最も公平で費用対効果の高い公衆衛生手段です[6]．

💧 質問58 水道水フロリデーションは価値ある公衆衛生手段ですか?

答

　はい. 水道水フロリデーションは全年齢の人々の利益となる公衆衛生手段であり,家計の支出削減や国の医療費削減にもなる公衆衛生プログラムです. 水道水フロリデーションは人々が暮らし,学び,働き,遊ぶ地域の多人数に行き渡るため,他のフッ化物応用よりも大きな効果が得られます. 水道水フロリデーションは年齢,人種,学歴,所得水準,日常の歯科医療受診状況に関わらず,地域住民全体に恩恵が届きます. 米国疾病予防管理センター(Centers for Disease Control and Prevention : CDC)は20世紀の10大公衆衛生業績のひとつに,う蝕の減少もたらした大きな実績を理由に水道水フロリデーションをあげました[5,6].

> 水道水フロリデーションは全年齢の人々の利益となり,家計の支出削減や国の医療費削減にもなる公衆衛生プログラムです.

事実

　数十年に及ぶ研究と70年以上の実施経験から,水道水フロリデーションは人々の口腔の健康状態を劇的に改善することが示されてきました.

　「過去を記憶できない者は,その過去を繰り返す運命を背負っている」と言われています. 時が経つにつれ,1930年代や1940年代の生活の詳細については色あせてしまいます. 世界大恐慌と第二次世界大戦の時代に,米国人の口腔の健康状態は劣悪でした. う蝕予防の公衆衛生プログラムはなく,歯の喪失は当たり前でした. 実際,第二次世界大戦に際して,米軍徴兵の条件は,食物を咀嚼するための臼歯のうち6本(上下で咬合する3組)と,食べ物を噛み切るための前歯のうち6本(上下で咬合する3組)を保有していることでした. "歯科疾患"が理由とはだれも予想できないことですが,実際,歯の問題で不適格のため徴兵猶予となった男性志願者が最も多かったのです. 割合として11名の志願者のうちの1名が,歯科的理由で兵役不適格とされました[7]. 真珠湾攻撃の後,徴兵の歯科基準が大幅に緩和され

なければ世界大戦を戦う兵士が足りないことが明らかとなりました. 1942年3月までに,歯科基準は見直され,「栄養状態が良く,咀嚼筋が発達し,深刻な口腔感染症がない」,すなわち無歯顎(歯が1本もない状態)でも義歯で治療済みか治療見込みであれば入隊できるようになりました[7].

> 水道水フロリデーションは人々が暮らし,学び,働き,遊ぶ地域の多人数に行き渡るため,他のフッ化物応用よりも大きな効果が得られます.

　1945年1月にミシガン州グランドラピッズ市で水道水フロリデーションが試験的に開始され,数カ月後にはニューヨーク州ニューバーグ市(1945年5月),オンタリオ州ブラントフォード市(1945年6月),イリノイ州エバンストン市(1947年2月)と続きました. その後米国内各地で急速に導入されたフロリデーションの効果は劇的でした. その結果,20世紀後半,う蝕は急激に減少しました. 歯の喪失はもはや避けられないものではなくなりました.

　前米国公衆衛生局長官のルーサー・テリー博士は,フロリデーションを予防接種,牛乳の低温殺菌処理と浄水処理とともに,欠くことのできない重要な公衆衛生手段と位置付けました[8].

　また前米国公衆衛生局長官C.エリザベット・クープ博士は以下のように述べています.

> 『……この公衆衛生手段(フロリデーション)は地域社会が小児と次世代人々の口腔を健康にするために,最も重要な方策です. 私はすべての保健担当官や関連する人々に対し,この方策を支持するよう,そして,う蝕予防に必要なフッ化物濃度に満たないすべての地域で水道水フロリデーションが達成されるよう強く勧めます[9].』

　1999年,米国疾病予防管理センター(CDC)は,う蝕減少の大きな要因であることから,20世紀の10大公衆衛生業績のひとつに,水道水フロリデーションをあげました[5,6].

　2000年5月,前米国公衆衛生局長官デイビッド・サッチャー博士は,『米国の口腔保健:公衆衛生局長官報告書』初版を発行しました[10]. そして2001年,サッチャー博士はフロリデーションについて以下のように述べています.

……水道水フロリデーションは今後とも継続してう蝕を減らしコントロールする最も費用対効果が高く，実用的で安全な手段となります……水道水フロリデーションは住民間にある健康格差を解消するための強力な方策です[11]．……

2003年の『口腔保健推進の全国行動要請[12]』(2003 *National Call to Action to Promote Oral Health*) で，前米国公衆衛生局長官リチャード・カルモナ博士は，水道水フロリデーションのような実証済みである地域単位の介入方法の導入と維持を増強するために，この方策の適用に特に関心があり，政策立案の立場にある個人や団体に呼びかけました[12]．彼の2004年における『フロリデーションに関する声明[13]』の中には以下のように述べられています．

私たちはすでにフロリデーションが達成されている地域については喜ぶべきですが，多くの未実施の地域があることにも関心が持たれます．政策立案者，地域社会のリーダーたち，民間企業，保健専門家たち，メディアと大衆は，口腔の健康は全身の健康と福祉に不可欠であることを認識すべきであり，自身や家族，地域のさらなる健康のために行動すべきです．私はこれまでの公衆衛生局長官と同様，全米国民の口腔の健康を促進するために引き続き水道水フロリデーションの公衆衛生学的役割を認めます[13]．

2013年，前米国公衆衛生局長官レジーナ M.ベンジャミン博士は以下のように述べています[14]．

……私は病気になってしまってから治療をするよりも，疾病予防する方が良いと考えているため，公衆衛生局長官として，個人や地域がより健康的な選択をできるように熱心に取り組んできました．水道水フロリデーションは地域社会がう蝕予防するためにできる最も効果的な選択肢の1つであり，実際に市民の口腔の健康を改善しています．フロリデーションのう蝕予防効果は小児だけでなく全世代に恩恵を及ぼし，う蝕数の減少と軽症化をもたらします．実際に，フロリデーション実施以降に生まれた世代では，それ以前の世代よりもより良好な口腔の健康状態を享受しています……[14]．

2015年12月，米国公衆衛生局長官ヴィヴェック H.マーシーは，水道水フロリデーションを支持するビデオ声明を出しました[15]．そのビデオと2016年に発行されたフロリデーションに関するビデオと書簡声明[15,16]において，米国公衆衛生局長官マーシーは以下のように強調しました．

過去70年以上に及ぶこの課題（水道水フロリデーション）に対する進歩は申し分ないものです．しかし，まだ取り組まなければならないことがあります．多くの健康課題は遺伝よりむしろ地域環境によって決定されることがわかっているからです．だからこそ，地域の努力を通じて疾病を予防するという文化を創造し—すべての人の健康の公平性を確保する—これが私の最優先事項の一つなのです．水道水フロリデーションによりそれは実現可能です．水道水フロリデーションは，地域社会がう蝕予防し，口腔保健を向上するために講じることができる，最も費用対効果の高い公平で安全な手段の1つです[15,16]．

今日では，健康を達成し，維持する際に「予防」に焦点が当てられるようになってきました．米国保健福祉省（U.S. Department of Health and Human Services : USHHS）により提言されたヘルシーピープル2020[17]は，国民の健康増進のための，科学的根拠があり，包括的かつ意欲的で達成可能な10年間の国家目標を提示しています．口腔保健に関する目標として，フロリデーションを広めることが掲げられています．口腔保健目標13には，2020年までに少なくとも米国の給水人口の79.6％が水道水フロリデーションの恩恵を受けるべきことが目標とされています[18]．2014年の米国疾病予防管理センター（CDC）の報告によると，米国の給水人口の74.4％，計2億1,140万人がフロリデーション水を利用していました[19]．

地域予防医療専門委員会は1996年に米国保健福祉省（HHS）により設立され，入手可能な科学的根拠に基づいて，地域介入型の健康増進と疾病予防に有効なアプローチと，有効でないアプローチとを示し，広めてきました．本委員会は，効果と経済性のエビデンスのシステマティックレビューを基に知見を示しました．その地域予防サービスの指針（『地域指針』(The Community Guide) は科学的根拠に基づいた地域予防医療専門委員会の知見を集めたもので，政策決定者が健康増進と疾病予防のための介入を考える際に役立つ内容となっています[20]．

『地域指針』報告は以下の3つの質問に回答するような形式となっています．

1．住民にどのように働きかけし，いかなる成果が出ますか？

2．地域介入にかかる費用はどれくらいですか？

また，その投資によりどのような成果が出ますか？

　3．エビデンスとう蝕予防取り組みの実際との間にはどのようなギャップがありますか？[20]

　地域予防医療専門委員会は，う蝕を減らすために水道水フロリデーションを推奨しています[21].

　米国保健福祉省により出された報告書において，国民全体の全身の健康と口腔保健を増進するためには予防の介入を推進するよう示されています[22,23]. 口腔保健に関しては，2011年に医学研究所（Institute of Medicine：IOM）より2つの報告書が出され，その中で水道水フロリデーションはう蝕予防に有効であることが認められています.『米国における口腔保健の進歩[24]』においては，水道水フロリデーションは効果的なう蝕予防方法であると示されている一方で，『十分なサービスを受けられていない社会的弱者への歯科保健医療アクセスの向上[25]』においては，エビデンスによって水道水フロリデーションの効果，安全性，経済性が継続して確認されていくことになる，と表明されています.

💧 質問59　水道水フロリデーションは口腔の健康格差を縮小させますか？

答

　はい．水道水フロリデーションは地域レベルで口腔の健康格差を縮小させるというエビデンスがあります．水道水フロリデーション地域で暮らす社会経済的地位（socioeconomic status：SES）が低い人々は，フロリデーションされていない地域の同様な人々に比べ，う蝕が少ないのです.

事実

　2000年5月，前米国公衆衛生局長官デイビッド・サッチャー博士によって発行された口腔保健に関する公衆衛生局長官報告書第一報において，水道水フロリデーションは安全であり，小児と成人双方のう蝕予防に効果的であると述べています．水道水フロリデーション地域であれば，社会的・経済的条件に関わらずその地域で暮らすすべての人々が恩恵を受けられます[10]. 2001年，サッチャー博士は水道水フロリデーションに関する声明を発表し，以下のように述べています.

『……水道水フロリデーションは今後とも継続してう蝕を減らしコントロールする最も費用対効果が高く，実用的で安全な手段となります……水道水フロリデーションは住民間にある健康格差を取り除くための強力な方策です[11].』

> 「…水道水フロリデーションは住民間にある健康格差を取り除くための強力な方策です.」

　米国保健福祉省（USHHS）により設定されたヘルシーピープル2020は，国民の健康増進と格差縮小のために，科学的根拠に基づき，包括的意欲的で，なおかつ達成可能な10年間の目標が示しています[17]. ヘルシーピープル2020を発端に，ヘルシーピープルの最重要目標の1つとして格差に焦点が当てられるようになりました．ヘルシーピープル2020とともに，その目標は健康の公平性を達成し，格差を縮小し，すべての人々の健康増進へと拡大していきました[25]. ヘルシーピープル2020では，以下の定義が提示されています.

　健康格差—社会的，経済的，さらには（または）環境的に不利益な状態と密接に関係している特異的な健康の格差．健康格差は人種や民族，宗教，社会経済的地位，性別，年齢，精神保健，認知障害，知覚障害，身体障害，性的指向，性同一性，地理的位置など，歴史的には差別や排斥に結びついていた特徴を持つ人々に悪影響を及ぼし，全身の健康に大きな障害をもたらします[25].

　健康の公平性—すべての人々が最高水準の健康を享受すること．健康の公平性を達成するには，避けることのできる不公平や，過去や現在の不公正に対して，集中的で継続した社会の努力をもって取り組むことで一人ひとりを尊重し，健康や医療格差を取り除く必要があります.

　社会階層と口腔の健康格差の関連は，数多くの研究やレビューにより確立されてきました[26~28]. フロリデーション実施・未実施別の疫学研究では，一貫して社会経済的地位の低い群に，う蝕が多く認められました．追加研究において，小児の社会経済的地位ごとのう蝕経験と水道水フロリデーションがう蝕経験にどのような影響を与えているか調査されました[29~35]. 水道水フロリデーション地域において，社会経済的地位（SES）の低い小児は高い小児に比

べ，多くのう蝕経験が認められました．とはいうものの，フロリデーション未実施地域で社会経済的地位（SES）の低い小児のう蝕率は，フロリデーション地域で社会経済的地位（SES）の低い小児よりさらに高率でした[29~35]．以上の研究から，フロリデーションは口腔の健康格差の縮小に良い影響を与えると実証しています．

2011年，医学研究所の報告書である「*十分なサービスを受けられていない社会的弱者への歯科保健医療アクセスの向上[36]*」の中で，フロリデーションの効果，安全性，費用対効果についてのエビデンスを引き続き認めています．

「口腔の健康」に関連する話題として，ヘルシーピープル 2020 において，水道水フロリデーションを拡大する目標が掲げられています．（口腔保健）目標 13 には，2020 年までに少なくとも米国人口の 79.6％が水道水フロリデーションの恩恵を受けるべきだと述べています[18]．2014 年の米国疾病予防管理センター（CDC）の報告によると，米国給水人口の 74.4％，計 2 億 1,140 万人がフロリデーション水の恩恵を受けていました[19]．一方，給水人口の約 25％もしくは 7,270 万人以上が，健康格差を取り除くために地域が実施できる強力な方策であるフロリデーションによるう蝕予防効果の恩恵を受けていません．

💧 質問 60　米国歯科医師会の他に，どのような組織・団体が水道水フロリデーションを支持していますか？

●●●●●●●●●●●●●●●●●●●●●●●●●●●●●●●●●●●●

答

全米歯科医師会，ヒスパニック歯科医師会，米国小児科学会，米国医師会，米国公衆衛生学会，世界保健機関などの多くの組織が水道水フロリデーションを支持する方針をとっています．

> 全米歯科協会，ヒスパニック歯科医師会，米国小児科学会，米国医師会，米国公衆衛生学会，世界保健機関などの多くの組織が水道水フロリデーションを支持する方針をとっています．

事実

米国歯科医師会（American Dental Association：ADA）は 1950 年に，水道水フロリデーションを支持する最初の決議を採択しました[37]．そして，フロリデーションの安全性と有効性についての最新の評価に基づいて，見解を公的にも，代議員会でも繰り返し確認してきました[27, 38]．

全米歯科医師会（National Dental Association：NDA）は少数民族の歯科専門家からなる世界最大で最古の団体です[39]．全米歯科医師会（NDA）は国内外の 7,000 以上の少数民族の歯科医師を代表しており[39]，人々に継続的な進歩を遂げた最高水準の歯科医療とその安全性を還元することを目指しています[40]．2012 年に，全米歯科医師会（NDA）は以下のような見解を採択しました[40]．

> 全米歯科医師会（NDA）は，水道水フロリデーションが安全で有益であり，かつ費用対効果にも優れていると認めた．そして水道水フロリデーションは以下のような条件のもとに奨励されるべきである．
> - 水道水には米国公衆衛生局の推奨する最適濃度のフッ化物が含まれている必要がある（最適濃度範囲：0.7～1.2 ppm）．
> - 地域社会と歯科界は，当該地域におけるフロリデーションの実施について合意し，支援を行う必要がある．
> - フロリデーションの実施に際して，実施地域の水道水中のフッ化物濃度を監視するための資源が常時配置され，利用できる必要がある[40]．

2012 年に発表された方針において[41]，ヒスパニック歯科医師会（Hispanic Dental Association：HDA）の使命はヒスパニック系社会における口腔の健康格差の解消を目指すことであり，その実現にフロリデーションは必要不可欠であると言及しました．ヒスパニック歯科医師会（HDA）の声明には次の項目が含まれています[41]．

> ヒスパニック歯科医師会の見解は次のとおりです．
> う蝕予防に水道水フロリデーションは科学的知見に基づいた安全かつ有益で，費用対効果にも優れた方法であり，口腔の健康格差の縮小にも貢献する．それゆえ，すべての地域（特にヒスパニックおよびサービスの行き届いていない地域）に水道水フロリデーションの実施を推奨する[41]．

米国小児科学会（American Academy of Pediatrics：AAP）は，その中核をなす価値観として，すべての小児の最善の健康と幸福の実現に献身することをあげています[42]．政策・唱導・教育に重点をおいている米国小児科学会（AAP）は，水道水フロリデーションの強力な唱導団体です[42]．水道水フロリデーションの支持について，米国小児科学会（AAP）は次のように述べています[43]．

"水道水フロリデーションは，飲料水中に含まれるフッ化物を至適な濃度に調整する地域レベルでの介入方法であり，歯の萌出前後において予防的な役割を果たす．フロリデーションはう蝕予防において費用対効果に優れており，1人あたりの生涯にわたる実施コストはう蝕歯1本分の修復処置費用よりも少ない[43]．"

米国医師会（American Medical Association：AMA）の使命は医学における理論と実践の発展および公衆衛生の向上を推進することです[44]．米国医師会（AMA）の代議員会は1951年に水道水フロリデーションに対する支持を表明し[45]，2011年に支持を再確認しました[46]．

米国公衆衛生学会（American Public Health Association：APHA）はすべての地域と人々の健康を擁護し，公衆衛生の問題とそれに対する科学に裏打ちされた政策についての提言を行っています[47]．米国公衆衛生学会（APHA）は1950年より，むし歯予防のための安全で効果的な公衆衛生施策として水道水フロリデーションを支持しています[48]．米国公衆衛生学会（APHA）は2008年にフロリデーションの支持を再度表明しており，その際に「すべての地域浄水場における安全で効果的なむし歯予防のための水道水フロリデーション」を強く推奨しました[49]．

世界保健機関（World Health Organization：WHO）は世界中の人々に，よりよい健康的な未来を築くことを目指しています[50]．世界保健機関（WHO）は1969年に水道水フロリデーションの実施に対する政策勧奨を採択し[51]，1994年に再度承認しました[52]．

"地域に水道が普及している場合，水道水フロリデーションはすべての人々に行き渡る効果的な介入方法である．それゆえ，すべての社会階級の人々が個人の積極的な参加の必要もなく，その恩恵を得ることができる[52]．"

2004年に世界保健機関（WHO）は「水道水フロリデーションが技術的に実行可能であり，また文化的に受け入れられる場合，公衆衛生上の実質的な利益を有する」として再度支持を表明しました[53]．

2007年には第60回世界保健総会がWHA60.17として「口腔保健の行動計画及び統合的な疾病予防」を採択し[54]，加盟国に対して，その第4の項目として次のように述べました．

最適なレベルのフッ化物にアクセスできず，システム化されたフロリデーション・プログラムを未だ確立していない国々においては，フロリデーション・プログラムの開発と実施を検討し，フッ化物濃度を調整した飲料水や食塩・牛乳，フッ化物配合歯磨剤の提供を通して，自ずとフッ化物の恩恵を受けられるような公平な方策の実施を優先しなければならない[54]．

2016年には世界保健機関（WHO）事務局は以下のようにも記しています．

"フッ化物の利用は公衆衛生における大きな進歩である．飲料水中のフッ化物の濃度がう蝕の抑制効果を得るのに必要なレベルを下回っている地域における，飲料水へのフッ化物濃度の調整は1940年代に始まり，それ以来，多くの国々における様々な研究により，う蝕の減少効果が確認されている[55]．"

加えて，水道水フロリデーションに対する支持を表明している35以上にのぼる組織・団体のリストが米国歯科医師会（ADA）のウェブサイト（www.ADA.org/fluoride）の「Fluoridation Links」より閲覧することができます．リストではそれぞれの組織・団体のフロリデーションに対する見解や方針がリンクとともに掲載されています．以下は，ウェブサイトに掲載されている組織・団体のほんの一部です．

- 米国歯科医学会（AADR）
- 米国歯科公衆衛生学会（AAPHD）
- 米国水道協会（AWWA）
- 米国州地方歯科管理官協会（ASTDD）
- 米国疾病予防管理センター（CDC）
- 国際歯科医学会（IADR）
- 国立歯科頭蓋顔面研究所（NIDCR）

米国および世界中の多くの組織・団体が水道水フロリデーションの利点を認識しています．米国歯科医師会（ADA）は「う蝕予防のための水道水フロ

リデーションの公衆衛生上の利点を認識する国内および国際機関」のリストを作成しました．最新のリストとリストの複写および配布についての情報は，ADA Web サイト www.ADA.org/fluoride をご覧ください．

しかしながら，水道水フロリデーションの支持はリストにある組織・団体だけではありません．多くの場合，地域の新聞編集委員会が水道水フロリデーションを支持しています．おそらくこれらの努力の中で最も注目に値する事例として，フロリダ州セントピーターズバーグのタンパ・ベイ・タイムズのティム・ニケンズとダニエル・ルースによる社説があります．これは，新聞社所在地（ピネラズ郡）の住民700,000 人に対するキャンペーンで，フロリデーションを中止する決定を覆すための活動でした．この社説は 2013 年のピューリッツァージャーナリズム賞の社説部門で受賞しています．2012 年における 10 編に及ぶこれらの社説は http://www.pulitzer.org/winners/tim-nickens-and-daniel-ruth にて閲覧することができます．

🔵 質問 61　裁判所は水道水フロリデーションの合法性を支持していますか？

答

はい．水道水フロリデーションは米国の司法制度で慎重に審理され，公衆衛生および福祉の拡充のための適切な手段であると認められています．裁判所の最終判断において，これまでフロリデーションは非合法であるとの決定が下されたことはありません．それに加えて，信仰の自由と個人の権利保障を認める米国憲法の修正条項 1条・5条・14条により，フロリデーションは憲法違反ではないと明確に裏付けられています．そしてフロリデーション可否を決める手続き上，フロリデーション賛成と反対の両者が勝敗を決しますが，米国歯科医師会（ADA）が知る所によれば，このようないかなる事例においても裁判所の最終判断では，フロリデーションは安全で効果的であると認めています．

事実

米国における水道水フロリデーションの合法性は，米国の裁判制度により徹底的に審理されて来ま

した．裁判所により，フロリデーションは公衆衛生と福祉の拡充をはかる適切な手段であるとみなされています[57]．これまで終審裁判所において，フロリデーションが違法であると判断されたことはありません．12 州以上の州高等裁判所がフロリデーションの合憲性を認めています[58]．また，1984 年にはイリノイ州高等裁判所は 16 年間にわたり，司法の場でさまざまな議論の末にフロリデーション義務法の合法性を支持しました[59]．さらに米国最高裁判所は，フロリデーションには，本質的に連邦政府および憲法による疑義は全くないことを引用して，フロリデーションの見直し意見を 13 回も退けました[58]．

> 裁判所より，水道水フロリデーションは公衆衛生および福祉の拡充をはかる適切な手段としてみなされています．これまで終審裁判所において，フロリデーションが違法であると判断されたことはありません．

これまでの米国裁判所がとってきた立場とは，政府は市民の健康と福祉を優先し，公衆衛生の原則に対する個人的な反対を拒絶するというものです[58]．したがって，フロリデーションが憲法で保障された信仰，あるいは個人の自由の侵害にあたるという主張を裁判所は退けています[58, 60]．フロリデーションの法的な側面を検討し，裁判所は次のような決定を下して，この問題に対処してきました．（1）フッ化物は栄養素であり，医薬品ではありません．そして，フッ化物は自然からの贈物です．（2）飲料水については水道水以外にも代替可能であるため，必ずしもフロリデーションされた水を飲むということが強制されているわけではありません．（3）もし誰かがフロリデーションにより信仰を妨げられていると感じたとしても，「信仰の自由」と「信仰を実践する自由」との間には大きな隔たりがあり，実践する自由は公共の福祉のために制限される場合があります[61, 62]．

水道水フロリデーションとはう蝕予防のために，水中に天然に含まれているフッ化物濃度を調整することです．司法機関はフロリデーションが大衆に対する強制投薬や社会化医療制度の形態ではないと一貫して裁決しています[58, 61, 63]．実際，飲料水へのフッ化物の添加は，ヨウ素の食塩への添加，ビタミン D

のミルクへの添加、ビタミンCのオレンジジュースへの添加と同じようなものです。もちろん、これらはすべて医薬品ではありません。

近年に、さまざまな理由でフロリデーションに対するさまざまな反対意見が却下されています。その理由とは、フロリデーションによる被害を確定できなかったと原告が認めたことや、フロリデーションを支持する州法がフロリデーションに反対する地方の企図より優先されたことによるものです。

興味深いことに、各州や地方においてフロリデーションに対する規制はそれぞれ異なっているにもかかわらず、それぞれの州・地方においてフロリデーション賛成派が勝訴し、反対派は敗訴しています。

各州法の違いにより、州ごとにフロリデーションの是非についての住民投票の機会を与えるかどうかといったような行政の手続きが異なります。地方裁判所・控訴裁判所ではフロリデーション賛成派・反対派それぞれが勝敗を分けました。しかし、米国歯科医師会（ADA）の知る限り、最終審においては、裁判所がフロリデーションは安全で効果的であると認めています。

米国における水道水フロリデーションについての追加情報は、米国法廷で法的事例の判決に関する過去の情報を含む、包括的なデータベースである"法律上のフッ化物利用者情報データベース（The Fluoride Legislative User Information Database：FLUID)"を参照してください。データベースには、水道水フロリデーションに関する連邦および州の政策に関する最新情報も含まれています。Webサイトには、http://fluidlaw.org からアクセスできます。

🜄 質問62　なぜ水道水フロリデーションに対する反対が続くのですか？

答

公衆衛生上の介入に際しては、論争が沸き起こることがよくあります。公衆衛生では、「公共の利益」と「個人の自由」との間に緊張が走ることがあります。それは、公衆衛生というものは全住民を対象としているため、何らかの決定を下す際に全住民100%から承認を得て問題を解決することが不可能です。水道水フロリデーションについて言えば、一

部のフロリデーションに反対する人々は心の底から自身の考えを信じきっています。また科学界の積み上げてきた信頼できる科学的エビデンスを構成する事実を無視し、その代わりに個人的な意見や欠陥のある方法論による研究に基づいて反対している人もいます。

事実

圧倒的大多数の健康および科学界ならびに一般国民はフロリデーションを有益であると考えています。膨大な科学論文により、水道水フロリデーションがう蝕を減らす安全な手段であることが支持されています。科学者や医師・歯科医師を含む医療専門家の間において、フロリデーションに対する支持はほぼ普遍的なものです。米国歯科医師会、米国医師会、米国小児科学会、政府機関、その他健康団体・市民団体はフロリデーションの利点を認知しており、それは出版された査読済みの学術論文の結果に基づいた認識です。

フロリデーションは科学的問題であるとともに政治的問題でもあるという長い歴史があり、政界における左右両翼の活動家を巻き込んだ反対活動が展開されてきました。1940年代後半に全国的にフロリデーションに対する反対運動が表れ始めました。記録によると、フロリデーションに関する最初の住民投票が、1950年にウィスコンシン州スティーブンズ・ポイントで行われています。それは地元の活動家が水道水に「毒」を盛ると叫んでフロリデーション導入を中止するキャンペーンを開始したものです[64]。そのキャンペーンは科学的な議論からすぐに政治的な議論へと移行しました。そこには多数の市民グループの関与、非公式の公開請願、議論の呼びかけ、キャンペーン集会、「編集者の机上に山積みにされた何千もの単語を印刷するために植字工を多忙にした」という編集者宛ての多数の手紙も含まれていました。1950年に米国公衆衛生局（USPHS）と米国歯科医師会（ADA）がフロリデーションを承認した後、支持者はフロリデーションを促進するための取り組みをより組織的なものとし、反対派はこの論争の政治的性質を利用し、スティーブンズ・ポイント（ウィスコンシン州）で学んだ教訓を活用しました。

水道水フロリデーションに対して哲学的な理由に

より反対する少数派の場合，「選択の自由」はおそらく彼らが最も頻繁に引用する争点の1つです．社会が個人に対して，自分や他人の健康について有益な方法で行動するように「強制」するべきではないというスタンスをとる人々がいます．そして，彼らはそのような生活の中への「政府の干渉」についても反対しています[65]．その中には，いかなる健康問題に関して地域社会への介入活動に反対する人もいれば，環境または経済的な懸念のために反対する人や単に誤解をして反対する人もいます．

フロリデーションに対する反対運動は，1945年の最初のフロリデーション・プログラムの開始以降も存在し，今日も続いています．フロリデーションは安全で効果的であることが70年以上にわたる実地経験から示されているにも関わらず続いています．ミシガン州グランドラピズで最初のフロリデーション・プログラムが実施された直後に地元の新聞に掲載された記事よると，同地域のフロリデーション・プログラムは1月1日に開始される予定でしたが，実際には1月25日まで開始されませんでした[55]．しかし，興味深いことにグランドラピズ市の保健当局は実際にフッ化物が水道水に添加される数週間も前から，市民からのフロリデーションに起因する「歯が抜け落ちた，およびエナメル質が欠けた」などの身体的な不快症状の苦情を受けていたのです[66]．また1992年にフィンランドのとある地域では，12月末に水道水フロリデーション・プログラムを終了する方針でした．しかし，実はフロリデーション・プログラムは住民に知らされることなく11月末で中止されていたのです．この年の11月と12月および翌年の3月に行われた調査によると，実際にフロリデーションが行われていた期間とフロリデーションが行われていると思われていた期間の間で，訴えのある症状（最も一般的な症状は皮膚のかゆみと乾燥）の発生数がほぼ同じであることがわかりました．このことにより，それらの症状が飲料水中のフッ化物により引き起こされたものではないことが明らかとなりました．また，興味深いことに飲料水がフッ化物の味がすると主張してきた人々も実際にフッ化物が添加されていた期間においても，実際は添加されていなかった期間においても同様に味がすると主張していました．これらの所見

が大幅に減少したのは，調査対象者がフロリデーションが中止されたことに気が付いた後でした．著者らは，これらの症状の発生率は，水中のフッ化物への曝露による物理的な影響ではなく，心理的な要因が関係していると結論づけました[67]．

時代とともに，新たな反フロリデーション運動のリーダーや組織が現れては消えていきました．しかし，彼らの基本的な信念は変わりませんでした．そして，「フッ化物は有毒であり，多くの有害な健康影響を引き起こす」，「フッ化物はむし歯を予防しない」，「フッ化物は高価である」，「フロリデーションは選択の自由を妨げ，個人の権利を侵害している」といった主張がなされてきました．

科学的なテーマについて，人々の意見が一致することはめったにありません．実際，新しい情報が絶え間なく生み出され，広まっているため，「最終的な知識」などはありません．そのため，利益に関する科学的なエビデンスは，不利益についての科学的な証拠とともに継続的に比較検討していく必要があります．医療専門家，政策決定者，および市民はともに，それまでに検証されてきた利益と不利益に基づいて政策決定を行い，協働して社会的責任を果たしていくパートナーであるべきです[68]．そして歯科医師は，患者と地域社会の両方にとって，水道水フロリデーションに関する正確な情報を提供できる貴重な存在なのです．

🔹 質問63　フロリデーション反対派は水道水フロリデーション反対運動を扇動する際にどのような策略を使いますか？

答

フロリデーション反対派は，誤った情報を吹聴し，水道水フロリデーションの安全性について市民の不安を煽るために多くの策略を使っています．通常，反対派は怖がらせのテクニック（scare technique）を駆使しています[69]．その中では反面の真実しか提示せず，科学的根拠の重要性を軽視し，彼らの誤った主張を裏付けるために反対に都合の良い研究結果の一部を抜き出して使います[59]．

事実

フロリデーション反対に用いる言い分が何年も代

り映えしないとみると，その時々の世間の関心事を装い，新手のアプローチを用いました[65]．例えば1950年代，フロリデーションは共産主義者による陰謀だと言われたことがありました．1960年代，米国内で環境問題に関心が高まると，フロリデーションは公害と呼ばれました．そして1970年代のベトナム戦争終了後，フロリデーション反対派は，陰謀説の流布を利用して，フロリデーションを合衆国政府，歯科・医科の体制，および産業界の三者による陰謀だと唱えました．米国民の健康問題に対する関心が高まった1980年代には，フロリデーション反対派はフロリデーションがエイズやアルツハイマー病を引き起こしたと主張しました．1990年代には，ベビーブーム世代の高齢者を狙い，股関節骨折と癌の主張が取り上げられました．21世紀になり，鉛とヒ素中毒に関連した過剰曝露とその毒性が一般的な話題として取り上げられました．2008年の（リーマンショック）経済危機以降，フロリデーションの費用に関して議論されるようになっています．2010年代には，神経毒性が知能指数（IQ）の低下や自閉症との関連で持続的に取り上げられています．何年にもわたってこれらのアプローチはどれも消え去ったことはありません．フロリデーション反対派は，狙いとする対象に最大の効果をもたらすアプローチを用いるため，これらを繰り返し利用しているのです[65]．

インターネットは反対派活動に新たな風を吹き込みました[70,71]．マウスをクリックするだけの検索機能のおかげで，フロリデーションを非難する多数のウェブサイトを表示します．そこで閲覧者はそれらが一方的に正確な意見であるかのような印象を受けるのです．インターネットを妥当で信頼できる情報源だと思っている人は，これらのサイトが科学的な事実ではなくしばしば個人的な意見を含んでいることに気づきません．新聞記事やプレスリリース，編集者へのレターといったものを，フロリデーション反対派は彼らの主張を裏付けるための「科学的」な文書として用います．一般の人々はあっさりとこれらの文書が単に印刷物であるという理由で，真実として受け止めます．反対運動のための動画は国内の反フロリデーション団体から提供されており，YouTubeなどのメディアを通して無料で配信され

ています．それらは，フロリデーション反対派による反フロリデーション・キャンペーンが地域に侵入してくることを可能にしています．FacebookやTwitterといったソーシャル・メディアは反フロリデーションのメッセージを大衆に拡げ，それにより地域における反フロリデーション活動が活性化されます．これらのメディア戦略によって小規模一派であってもフロリデーション反対情報が国中および世界中からアクセスされ，迅速かつ格安に繰り返し拡散していくことができているのです．

誤った情報を広めることは，公共政策に悪影響を及ぼし，社会に計り知れないほどの損害を与えます．反対派の主張は感情的な議論をエスカレートさせ，その結果，水道水フロリデーション事業の導入遅延や中止，また稼働中のフロリデーションの中止につながることがあります[72]．より多くの人々，特に政策の決定に関わるような人々は，これまで紹介してきたフロリデーション反対派の手口について熟知していなければなりません．地域保健に影響を与える政策を決定する際には，表向き科学を装っているが実は単なる個人的意見と，今日までに得られている最も信頼できる科学的エビデンスとを判別することが重要です．個人的意見を持つことは否定されるべきではありませんが，科学的ではない意見から生み出した自前の「事実」を持つことは到底受け入れられるものではありません．

> 地域保健に影響を与える政策を決定する際には，表向き科学を装っているが実は単なる個人的意見と，今日までに得られている最も信頼できる科学的エビデンスとを判別することが重要です．

1993年，米国最高裁判所は以下の画期的な決定を下しました．科学的な証言を扱う連邦裁判所および州裁判所において，情報の使用を制限する等，幾つもの視点が科学と同様に，推論の根拠となるとの考え方が示されました．一般に言う「賛成」を得るためには科学的な証拠を必要としないものです．一方，連邦裁判官は専門家の証言が妥当な根拠に基づいており，それが審議事案に関連していることを確認する任務を負っています[73]．そこで，最高裁判

所においては審議されるそれぞれの事例について，専門家による証言の根底にある推論の根拠や方法論が科学的に妥当であり適用可能であるかどうかを判断するうえで，幾つかの考慮すべき課題があるとしたのです．すなわち，最高裁判所では，裁判官がある証言についてそれが科学的であるかを評価する際に用いることのできる4つの判断基準を定めました．

1．専門家の理論あるいは技法は科学的な手法で実証できるか（すでに実証されているか）？

2．証言の根拠となる資料は査読制度に則った論文を基に出版されているかどうか？（ただし，この基準だけ満たされないからといって，その証言を棄却する理由にはならない）

3．証言の根拠となる科学的事実が成り立つ既知，あるいは潜在的誤差率はどの程度か？また，その根拠となる科学的事実はどのような条件下で成立するのか？

4．その理論や技法は正統な科学界において広く認められているものかどうか？（少数の専門家しか支持されていない研究手法は当然ながら懐疑的と見なされるべきである[73]）

フロリデーション反対派によってなされる主張を上記の4基準に照らし合わせてみると，科学的価値と妥当性とがよく適合している様相が分かります[73]．フロリデーション反対派の用いるテクニックはよく知られており，それらのテクニックは多くの論文で延々と議論されてきました[58, 65, 68~70, 74~77]．**図5**に，いくつかの手法を例示します．

政治家と地域当局者の狙い打ち
フロリデーション反対派のウェブサイトには，新聞社，水道局，自治体の職員に宛てられた手紙文案が掲載されており，そこでは水道水フロリデーションを支援または承認した場合「大変な責任」を負うことになるぞと脅しています．地域当局者は「中立」の立場を取るように促され，水道水フロリデーションの是非については住民投票に委ねられるように仕向けます．そうすれば，地域当局者はこの問題に関する一切の責任から免れることになる，と安心させることができます．フロリデーション反対派は，このような流れを作って住民投票を実施させ，誤った内容の情報爆弾を仕掛け，世論がフロリデーション反対に向くようにするのです．

科学的根拠のない主張
フロリデーション反対派は，水道水フロリデーションが後天性免疫不全症候群（AIDS）やアルツハイマー病，がん，ダウン症，遺伝子の損傷，心臓病，知能低下，腎臓病，骨粗鬆症，股関節骨折を引き起こすといったことを繰り返し主張してきました．しかし，実際は，これらのすべては全く根拠のないものです．これらの主張が反フロリデーションのキャンペーンの中であまりにも頻繁に繰り返されると，大衆はそれらがいかにも真実だと思い込んでしまうのです．たとえ地元新聞に宛てた手紙だけだったとしても，それらが印刷物上に載ってしまうと，その主張の信頼性が強くなってしまいます．わずかな疑念が生まれただけで，「疑わしい場合は反対票を投じる」といった反対派のスローガンが，有権者にいかにももっともであるかのように聞こえてしまうのです．

こじつけ（それとない悪口）
「50年前，医師も歯科医師もタバコを勧めていた」というのがこじつけの事例です．とりわけその関連性から見て罪深いものです．フロリデーションをテーマにしていないけれども，タバコに対する姿勢を変換した事例があることから，医学会は間違うことがある，だから保健専門家はフロリデーションについても間違いの可能性があると人々に連想させます．

「専門家」の古びた研究や声明の引用
フロリデーション反対派のウェブサイトはしばしば，フロリデーションに反対している「尊敬される医学専門家及び科学者」のリストを公表しています．よく引き合に出される一人がチャールズ・ゴードン・ヘイド博士です．彼は米国医師会（AMA）の元会長として著名人です．しかし，彼の発言内容の情報源は明らかにされていないし，ヘイド博士がAMAの会長であったのは1936年で，水道水フロリデーションが始まる10年近く前であったことも示されていません．数十年前に行っていた彼の発言は，確かに現在の米国医師会（AMA）による水道水フロリデーションの支持表明を代表していません．それこそ，フロリデーション反対派が古びた内容を持ち出す情報操作の特徴です．さらに，フロリデーション反対派は，ノーベル賞受賞者14人が「フロリデーションに対する反対または明確な留保を示した」と主張しています．しかし，それらの受賞者が1929年から1958年にかけての受賞者たちであることに留意しなければなりません．

文脈からの抜き出し
最も頻繁に繰り返されるフロリデーション反対派の主張に「フッ化物は有毒な化学物質です！私たちの飲み水に入れないでください！」というフレーズがあります．この主張は毒性というものは，特定の物質への曝露だけではなく，その曝露された量により決まるという科学的な原理を無視しています．過量では有害であるが，正しい量では有益である物質の例としては，食塩，ビタミンA，ビタミンD，鉄，ヨウ素，アスピリン，はたまた，水さえもあげられます．

陰謀論
フロリデーション反対派のキャンペーンでは，いくつもの陰謀論を持ち出すことが常です．初期の原子爆弾プログラムの科学

者が，ニューヨーク州ニューバーグでのフロリデーション試験を計画し，指導したという主張や，ケムトレイル（訳注：飛行機雲に似ているが直ぐに消散せず長く残留する特徴があり，航空機から散布される有害な目的を持った人工物質であるとする陰謀説，疑似科学である）がフッ化物を拡散する政府の計画であるという主張等，いずれの主張も事実に基づいていません．フロリデーションは米国を破壊する共産主義者の陰謀であるという信念でさえ，1964 年の映画「ストレンジラブ博士 Dr. Strangelove の異常な愛情」でよく知られているように風刺化されました．数十年にわたって，フロリデーション反対派は，時代の社会的および政治的環境を反映したプロパガンダ企画と陰謀理論を使用してきました．今日，反対派が飲料業界やフッ化物添加剤を供給する会社などが研究者財政的に支援していると主張しているように，「フォロー・ザ・マネー（訳注：金の動きを追え．さすれば物事の真相に辿り着く）」はありふれたテーマです．これらの主張はいずれも実際には根拠がありません．

相関関係を因果関係として扱う

多くの人が「相関関係は因果関係を意味しない」という言葉をよく耳にします．言い換えれば，2 つの物事が並行して変動しているように見えるからと言って，それらが互いに意味のある因果関係にあることを証明しません．例えば，統計ではアイスクリームの売り上げは暑い夏場に増加することを示しています．また，統計では大都市では夏に犯罪が増加することも示しています．しかし，そこからアイスクリームが犯罪を増加させるという結論を出すのは馬鹿げています．しかし，これはまさにフロリデーション反対派によって推進された，いくつかの議論や研究で用いられた論理のタイプです．例えば反対派はケンタッキー州が人口の大部分がフッ化物の添加された水道水の供給を受けていると指摘していますが，それは正しいです．2014 年にケンタッキー州の水道システムの 99.9％がフロリデーションを行っているため，米国で第 1 位にランクインしました．しかし，反対派はまた，ケンタッキー州では多くの人が歯を失い苦しんでいるという事実も指摘します．そして，彼らはフロリデーションに効果はないと，―歯の喪失に影響する他の要因について考慮することなく，結論づけています．例えば，ケンタッキー州では，フロリデーションを実施している水道が多数ありますが，その一方，水道水へのアクセスのない農村部にも多くの人々が住んでいます．さらに，最も重要な要因であると思われますが，歯の喪失につながる歯周病の危険因子に喫煙が知られており，ケンタッキー州民の喫煙率は高いのです．

図 5　フロリデーション反対派の策略

💧 質問 64　水道水フロリデーションに関する情報として，信頼できるデータ（エビデンス）に基づく情報はインターネットのどこで見つけられますか？

答

米国歯科医師会と同様に評価される健康・科学団体，政府機関はフッ化物とフロリデーションに関する情報を提供するためのホームページを持っていて，今日までに得られている信頼できる科学的エビデンスに基づいた情報を提供しています．

事実

フロリデーションやフッ化物に関する情報で最も信頼されている情報源の一つが米国歯科医師会（American Dental Association：ADA）のフッ化物やフロリデーションのウェブサイト www.ADA.org/fluoride です（図 6 参照）．米国歯科医師会（ADA）のサイトから，次のようなフロリデーションサイトにリンクすることができます：

・米国疾病予防管理センター（CDC）

www.cdc.gov/fluoridation

・地域指針（コミュニティガイド）

https://www.thecommunityguide.org

・フッ化物の科学

http://fluoridescience.org

インターネットにはフロリデーションに関する多くの情報源があります．しかし，インターネットで「科学」の文字で表示されているものが必ずしも本当の科学的事実に基づいた情報ではありません．「フッ化物」や「フロリデーション」をインターネットで検索すると，多くのウェブサイトが表示されます．科学的な内容の Web サイトもありますが，一部には高度な技術を駆使して見栄えは良くても実証されていない情報を載せている Web サイトもあり，それらの情報は単に個人的な意見であることが多いのです．誰もが自分の意見を言う権利はありますが，必ずしもその意見が科学的な事実と一致しているわけではありません．商業目的で濾過器の宣伝をするサイトもしばしば見られます．

今日の技術進歩によって，指先クリック一つで世界中の情報にアクセスすることができますが，検索エンジンによって検索結果に影響を与えるかもしれません．はじめに「フロリデーション」と検索するとフロリデーションの推進派と反対派双方のウェブサイトが表示される可能性が高いのです．いったんウェブサイトをクリックすると，検索エンジンはそ

ワンタッチでフロリデーションにアクセスを！
http://www.ADA.org/fluoride

・米国歯科医師会 フロリデーション情報源
・米国歯科医師会 フロリデーション動画
・米国歯科医師会 フロリデーションニュース
・米国歯科医師会 方針と声明
・他のフロリデーション ウェブサイトとのリンク
ADA 米国歯科医師会
口腔保健を先導し唱導する米国専門団体

www.ADA.org

ワンタッチで多くの米国歯科医師会（ADA）のフロリデーション情報にアクセス（年中いつでも）できます．
オンラインで出版物を注文しよう．
JADA を購読しよう．重要な問題を仲間と議論しよう．
認定からX線に至る専門的な内容で役に立つ情報を探そう．
患者さん向けの歯科教育アニメ，お話やゲームを推奨しよう．

盛りだくさんの情報
すぐに ADA.org にアクセスを！

図6 米国歯科医師会（ADA）のフッ化物とフロリデーションに関するウェブサイト

れを記録し，その後同じ単語を検索したとき，はじめに選んだものと類似のページを繰り返し表示します．例えば，初めにフロリデーション推進派のウェブサイトを選ぶと，次に「フロリデーション」と検索すると検索エンジンは，検索履歴に基づいてフロリデーション推進派のホームページを上位に表示するでしょう．もちろん逆も起こります．フロリデーション反対派のウェブサイトをクリックすると，その次も似たようなフロリデーション反対派のサイトに出くわすことになるでしょう．

💧 質問65　なぜ水道水フロリデーションはときどき住民投票で否決されるのですか？

答

　フロリデーションに関する投票は，さまざまな理由により否決される場合があります．例えば，フロリデーションの是非だけを問う投票，あるいは大きな選挙（大統領選挙など）のない年の投票に見られる投票者の無関心や低い投票率，また，紛らわしい投票用語（「反対」という表示が実はフロリデーションを支持する票を意味していた例）や，科学的問題が明確に理解されにくいという実情，フロリデー

ションに反対する人々による恐怖を煽るような活動，長いキャンペーンによってフロリデーションへの倦怠感につながる事態，議員のリーダーシップの欠如，保健医療関係者が政治的なキャンペーンを行うスキル不足などがあげられます．

事実

　実際には，米国におけるフロリデーションの投票は否決される場合よりも可決される場合の方が多いのです．2016 年，フロリデーション反対派によって作成されたもので "2000 年以降に 450 もの地域でフロリデーションが否決された" という文書，あるいは数字を変えて類似の文書がよくみられました．ところが，この引用された数字が実際には世界全体におけるものだということは明確に示されていませんでした．このような地域の過半数は米国外の事例です[78]．実際 2000〜2016 年にかけて，米国内 42 州で投票が行われ，515 以上の地域でフロリデーションの導入や継続を可決しています[79]．2012〜2016 年の5 年間で，米国の地域で行われた投票において，フロリデーション事業に対する賛成票は反対票の2 倍でした[78,79]．

> 米国におけるフロリデーションの投票は否決される場合よりも可決される場合の方が多いのです．… 2012 年から 2016 年の5 年間で，米国の地域で行われた投票において，フロリデーション事業に対する賛成票は反対票の2 倍でした．

　2000 年以降，新たに米国給水人口の約 5,000 万人がフロリデーション水の恩恵を得ることができるようになりました[80]．2000 年時点では，フロリデーション給水人口は 65％でした[81]．2014 年までにその割合は 74.4％へと 10％近く増加しました[19]．しかし，過去数十年のフロリデーションの継続的な増加にも関わらず，いまだに多くの米国人はフロリデーションの恩恵に与っていません．2014 年からの疾病予防管理センター（CDC）統計資料では，フロリデーションが行われていない公共水道を利用している人が 25％以上いることが示されています[19]．2017 年時点，50 大都市のうち 44 都市でフロリデーションが行われていました[82]．44 の都市のうち，42 都市ではフッ化物濃度を調整しており，2 都市では自然

に推奨レベルのフッ化物濃度になっていました（**図7**）．いまだにフロリデーションが行われていない6都市は，（人口が大きい順から小さい順に並べると）オレゴン州のポートランド市，ニューメキシコ州のアルバカーキ市，アリゾナ州のツーソン市，カリフォルニア州のフレズノ市，コロラド州コロラドスプリング市，カンザス州のウィチタ市です．2017年10月，アルバカーキ・ベルナリージョ郡水道公社は顧客へフロリデーションを導入するための予算を承認しました．フッ化物濃度が調整された水道水は6〜8カ月で利用可能になると推定されています．

2010年に，健康と福祉を向上させる継続的な必要性を認識し，米国保健福祉省（USHHS）は2020年までに達成すべき国民の数値目標を改定しました[17]．口腔の健康に盛り込まれたのは，公共水道でフロリデーションを大幅に拡大するという目標でした．具体的には，ヘルシーピープル2020の目標13で，少なくとも米国人口の79.6％が2020年までにフロリデーション水の恩恵を受けられるよう公共水道を

整備するべきだとしました[18]．この目標はヘルシーピープル2010の目標値の75％を改めた数値です[83]．2014年には，20の州が2020の目標（訳者注：79.6％）を達成しています[19]（**図8**参照）．フロリデーションはすべての州で実施されていますが，実施率にはばらつきがあります．2014年のデータでは，26の州では75％以上の住民にフロリデーション水を供給していますが，8州では50％以下の到達率でした[19]（**図9**参照）．

フロリデーションのキャンペーンは地域によって大きく異なります．古い諺にたとえると，「もしある一つのフロリデーションのキャンペーンを体験したとしても，それは単に一つのフロリデーションのキャンペーンにすぎません．」フロリデーションが住民投票で否決の場合には，一般的に多くの要因が絡んでいます．それらの要因の中には，資金不足，住民や専門家の無関心，論争が予期された場合に矢面に立つことを嫌う多くの議員や地域代表者の怠慢，低い投票率，ならびに反対派による感情的な非

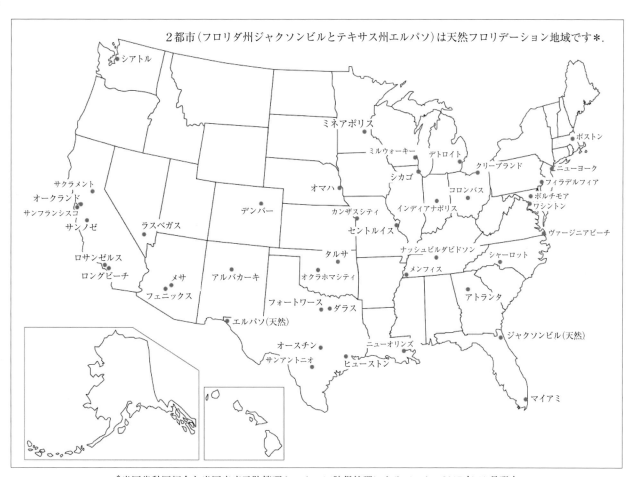

＊米国歯科医師会と米国疾病予防管理センター口腔保健課によるデータ　2017年10月現在
図7　50大都市におけるフロリデーション実施状況

難の中で有権者たちが科学的な情報を冷静に評価できなくなることがあげられます．また，有権者は飲用する水道水中のフッ化物濃度が分かっていないことがあります．残念なことに，実際はフロリデーションされていないにも関わらず，勘違いして（すでに）飲料水には至適濃度のフッ化物を含んでいると信じ込んでいる場合もあります．一方で，ときどき自分たちの歯は丈夫だからフロリデーションは必要ないと言う人もいます．実は，そのような丈夫な歯である主な理由は，暮らしの中で何らかのフロリデーションの恩恵を受けているからなのです．フロリデーションキャンペーンはしばしば政治的なキャンペーンと化す場合が多いため，フロリデーションとは関係のない政治的な要因が投票を左右することがあります．

フッ化物反対派は感情に満ちた'脅し'文句を巧妙に使い，有権者がフロリデーションの賛否を判断する際に，（有権者たちに）不安，混乱，そして懐疑的な感情を引き起こします[84, 85]．

住民投票での敗北やフロリデーションの中止例は小人数ながらも声高でよく組織化された反対派が有権者を混乱に陥れようと，恐怖を覚える申し立ての集中砲火を浴びせたときに頻繁に起こりました．反対派は有権者への威圧行動に加えて，地域リーダーに対して個人訴訟すると脅してきました[86]．フロリデーションを否決する最終審を下した裁判所は今までにありませんが，地域のリーダーたちは根拠のない訴訟であってもその弁護費用と時間のかかる訴訟という脅威に動揺させられます．また，政治的な失脚という脅威は言うまでもありません．米国歯科医師会（ADA）の知るところでは，地域のリーダーがフロリデーションの支持活動に対する責任を負わされることになった事例はありません．また，これまでフロリデーションが何らかの害が実証されたという理由で中断に追い込まれた例はひとつもありません[85〜87]．

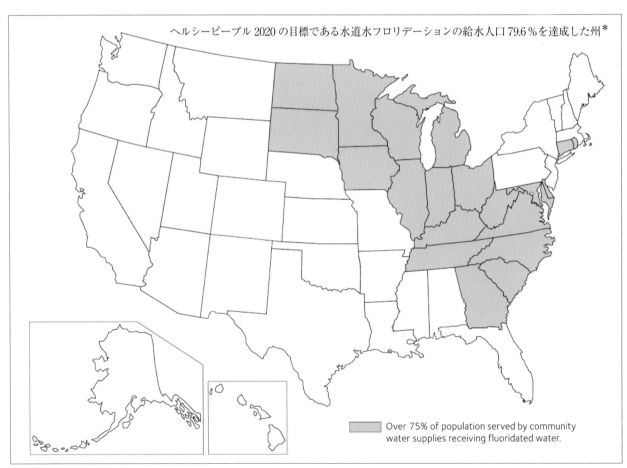

ヘルシーピープル 2020 の目標である水道水フロリデーションの給水人口 79.6％を達成した州*

Over 75% of population served by community water supplies receiving fluoridated water.

*米国疾病予防管理センター口腔保健課「フロリデーション統計」2014 年.
https//www.cdc.gov/fluoridation/statistics/2014stats.htm 参照

図8 国の目標を達成した州

住民投票での敗北やフロリデーションの中止例は，小人数ながらも声高でよく組織された反対派が有権者を混乱に陥れようと，恐怖を覚える申し立ての集中砲火を浴びせたときに頻繁に起こりました．

フロリデーションの採用は，議員，保健関係者あるいは有権者が個人的にどう判断したかに関わらず，最終的には州政府あるいは地方議会が決めます．フロリデーションは州法，行政条例あるいは住民投票で制定できます．フロリデーションは連邦政府レベルでは法制化はされておらず，州レベルや地方レベルで制定されます．他の公衆衛生手段と同様に，たとえフロリデーション実施に反対する個人を押し切ってでも，地域社会は市民の健康と福祉を守る権利と義務があります．

フロリデーション反対派は，地域社会に対してと

きどき「政府はフロリデーションを強制している」とコメントしています．しかし「政府」とは誰なのでしょうか．実際は，フロリデーションは州や地域の投票（市議会や住民投票）によって実施されるため，住民こそが「政府」なのです．有権者は州や地域の議員を選出し行動します．また，有権者はフロリデーションに関する住民投票に直接参加しています．

水道水フロリデーション査定事業の一環として，毎年春に，米国歯科医師会（ADA），米国州地方歯科管理官協会（ASTDD）および米国疾病予防管理センター（CDC）の口腔保健部門は，米国において過去1年間に水道水フロリデーションを導入した浄水設備／地域社会の事例を集計しています[88]．このリストは米国歯科医師会（ADA）の Web サイト http://www.ada.org/goto/fluoride に掲載されています．米国歯科医師会（ADA）はまた，1998年以降のフロリデーションの導入または継続に住民投票している米国の主な地域のリストも作成してお

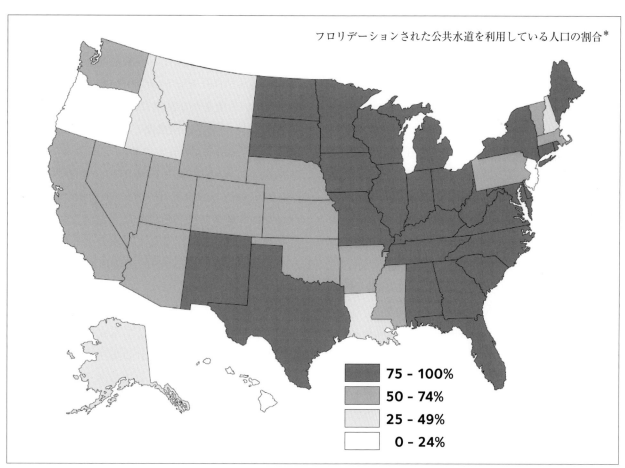

フロリデーションされた公共水道を利用している人口の割合*

75 – 100%
50 – 74%
25 – 49%
0 – 24%

*データソース：米国疾病管理予防センター口腔保健課．米フロリデーション統計．2014.
https://www.cdc.gov/fluoridation/statistics/2014stats.htm　参照

図9　州ごとのフロリデーション実施状況

り，これは米国歯科医師会（ADA）のウェブサイトでアクセス可能です[79]．2000年から2016年にかけて米国42州の515以上の地域でフロリデーションの導入または継続を支持する投票結果が得られています．このような浄水設備／地域社会の規模には大きな幅があり，居住者が数千人という地域から1,800万人以上にフロリデーション水を供給する南カリフォルニア都市圏水管理局（MWD）の地域まであります[79]．

フロリデーション活動の技術的な支援は，米国歯科医師会（ADA）のアクセス予防利用支援評議会（Council of Advocacy for Access and Prevention：CAAP）から受けられます．フロリデーションに関する更なる支援は米国歯科医師会（ADA）の法務部，広報部，そして州政府の事業部局から受けることができます．歯科や保健医療関係者が技術的な補助を探しているときには，312-440-2500に電話をかければ米国歯科医師会のアクセス予防利用支援評議会（CAAP）につながります．

💧 質問66　水道水フロリデーションは米国以外の国々でも受け入れられていますか？

答

英国フロリデーション協会によると[89]，2012年11月時点で，25カ国に住む約3億7,770万人が調整によるフロリデーション水の供給を受けています．さらに，約5,740万人が自然由来の最適フッ化物濃度の天然フロリデーション水を利用しています．世界では，フッ化物濃度が調整された水道水を利用できる人々は4億3,510万人であると推計されており，この人数は年々増加しています[89]．別の研究では，その数は4億3,720万人と推計されています[90]．

> 英国フロリデーション協会によると，2012年11月時点で，25カ国に住む約3億7,770万人が調整によるフロリデーション水の供給を受けています．

事実

水道水フロリデーションの価値は国際的にも認知されています．調整による水道水フロリデーションを実施している国や地域は，米国，アルゼンチン，オーストラリア，ブラジル，ブルネイ，カナダ，チリ，中国（香港特別行政区），フィジー，グアテマラ，ギアナ，アイルランド，イスラエル，マレーシア，ニュージーランド，パナマ，パプアニューギニア，ペルー，大韓民国，セルビア，シンガポール，スペイン，イギリスそしてベトナムです[89]．アメリカ以外で，フロリデーションが実施されている大都市にはアデレード，オークランド，ビルバオ，バーミンガム，ブリスベン，ブエノスアイレス，コーク，ダブリン，エドモントン，ホーチミンシティ（サイゴン），クアラルンプール，メルボルン，ニューカッスルアポンタイン，パース，リオデジャネイロ，サンパウロ，サンティアゴ，セビリア，シドニー，トロント，ウェリントン，ウィニペグがあります[89]．

米国に加えて，オーストラリア，イギリス，アイルランド，ニュージーランド，および欧州委員会と世界保健機関（WHO）でフロリデーションに関する徹底的な調査が行われ，水道水フロリデーションの安全性と有効性を裏付けています[90~95]．

水道水フロリデーションがこれだけ広く世界中で実施している中で，副作用が報告されていないことは，水道水フロリデーションがいかに安全であるかを示している明らかな証拠にほかなりません[91~94, 96]．1969年以降，世界保健機関（World Health Organization：WHO）は水道水フロリデーションの実施を承認しています[51]．1994年に，世界保健機関（WHO）専門委員会によって，水道水フロリデーションはう蝕予防に有効であり，安全な方法であることが示されました．そして，次のようにも表現されています．「上水道設備のある地域において，水道水フロリデーションはすべての人々に最も高い効果を与える，最もすばらしいう蝕予防手段です．個人として積極的に努力しなくてもすべての社会階層の人々がその恩恵を受けられる方法です[52]．」2004年，世界保健機関（WHO）は再び水道水フロリデーションへの支持を表明しました[53]．2007年の第60回世界保健機関（WHO）総会で，適正レベルのフッ化物を利用できない，または全身的フッ化物利用プログラムが実施されていない国では水道水フロリデーションを開始するよう検討すべきである，と勧告しました[54]．

フッ化物の科学的な評価は欧州委員会（European Commission：EC）の要求に応じ，健康と環境リスクに関する科学委員会（Scientific Committee on Health and Environmental Risks：SCHER）によって実施されています[85]．欧州委員会（EC）とは，欧州連合（European Union：EU）の政策を管理する責任を負った欧州連合（EU）の執行機関です．当委員会は，フッ化物の曝露によるリスクや健康への影響に関する最新のエビデンスを評価するように求められました．最終報告書は，フッ化物と飲料水中フロリデーション用フッ化物に対するハザードプロファイル，*健康への影響*，およびヒトの摂取に関する新しいエビデンスを批評的に吟味したレビューが2011年に公表されました[95]．フロリデーションに使用されるフッ化物濃度の飲料水は，環境に許容できないリスクをもたらすとは考えられないと述べています．さらに，この報告書では，フロリデーションが風土病性の骨フッ素症，骨肉腫，小児のIQ低下，甲状腺または生殖器の異常に関連しているという科学的データは不十分，または全くないと結論付けました[95]．

世界には，水道水フロリデーションが一般的でない地域があります．これらの地域では，上水道施設の欠如，優先すべき生命を脅かすほど重大な健康問題の存在，水道水フロリデーション実施のための訓練を受けた技師の不在，またはフロリデーション導入と維持管理費のための必要な資金の不足により実現が難しい，等の事情があります．また，水道水フロリデーションが実施できないような国の幾つかでは，食塩フッ化物濃度調整が選択されています．

💧 質問67 水道水フロリデーションはヨーロッパで禁止されていますか？

答

ヨーロッパには水道水フロリデーションを禁止している国は一つもありません．

事実

欧州連合（European Union：EU）の法律と規制に基づき，加盟各国は水道水フロリデーションを実施するかどうかを決定することができます．欧州連合（EU）のメンバーは1998年に採択された飲料水指定

基準（Drinking Water Directive）[97]の枠組みの範囲内でヒトが消費する独自の水質の規制を策定しています．また加盟各国は牛乳や食塩にフッ化物を添加する決定を行うことができます．欧州連合（EU）を統括する規則としては，ヒトが消費する水も含め，すべての製品に対しフッ化物を添加する義務もなければ，フッ化物の添加を規制する義務もありません[87]．

この飲料水指定基準では，多くの物質について最大許容濃度を規定しています．その中の一つにフッ化物があります．すなわちここでは，水道水フロリデーションの実施を命じたり，禁止したりせず，単に水道水中のフッ化物濃度が1.5mg/Lの許容量を超えないように求めています[97]．

東ヨーロッパと中央ヨーロッパで実施されていた多くの水道水フロリデーションシステムは正しく機能していませんでした．1989〜1990年に鉄のカーテンが降ろされた際，水道水フロリデーションが中止になりました．それは設備の老朽化と水道水フロリデーションの恩恵について関係者の知識が不足していたからです[88]．

ヨーロッパの幾つかの国々では，水源が多く水道配管システムが複雑なため，水道水フロリデーションは実用的な手段ではありません．水道水フロリデーションの代替手段として，多数のヨーロッパ諸国ではフッ化物サプリメントや食塩フッ化物濃度調整を選択してきました．

スイスのバーゼル市はその一例になります[98]．2003年にバーゼル市が水道水フロリデーション中止を決議した際に，水道水フロリデーション反対者たちは大勝利を収めたと吹聴しました．しかし実際には，それまでバーゼル市は食塩フッ化物濃度調整と水道水フロリデーションを併用する唯一の都市でした．1990年代半ばになると，バーゼル市で流通網が変化したため，フッ化物濃度調整食塩が販売されるようになり，まもなくバーゼル市民は飲料水と食塩の両方からフッ化物を摂取していることが明らかになりました．行政府はフッ化物濃度調整食塩の有効な利用を優先して，2003年に水道水フロリデーションの中止決議を下しました．バーゼル市はフロリデーションを止めたのではありません．行政府は単に別のフロリデーションの手段として，食塩フッ化物濃度調整を選んだに過ぎません[98]．

繰り返しますが，ヨーロッパ諸国で水道水フロリデーションを禁止している国はひとつもありません．単に，様々な技術的，法的，財政的もしくは政治的な理由で実施されていないだけなのです．フロリデーション反対派は，繰り返し「ヨーロッパの大半は水道水フロリデーションを拒否している」と言ったり，「西ヨーロッパの97％が水道水フロリデーションを拒絶している」とコメントすることもあります．しかし，多くのヨーロッパの国々が食塩や牛乳へのフッ化物濃度調整を選択しているという事実については言及していません．（☞**質問14参照**）またインターネット上に掲載された話題ですが，ある国政府関係者の複数の手紙文書が紹介され，自国の水道水フロリデーションに関する立場を否定的に述べたとされています．しかしながら，示されている文章内容から明らかなごとく，それらの手紙は市民に理解できるように示したものでなく，あらかじめ否定的な応答をするように不正に仕組まれていたものであることが分かります．さらに，回答文書が証明しているとする部分から，もしあった場合でも，その国におけるフロリデーション実施を管轄する政府機関とどのような関係があるかについての識見を読み取ることはできません．これらの文書は，水道水フロリデーションに関する国の公式見解として作成されたものではありません．

引用文献

1) Horowitz HS. The effectiveness of community water fluoridation in the United States. J Public Health Dent 1996;56(5 Spec No):253-8. Abstract at: *https://www.ncbi.nlm.nih.gov/pubmed/9034970*. Accessed October 26, 2017.

2) Buzalaf MAR, Pessan JP, Honorio HM, ten Cate JM. Mechanisms of actions of fluoride for caries control. In Buzalaf MAR (ed): Fluoride and the Oral Environment. Monogr Oral Sci. Basel, Karger. 2011;22:97-114. Abstract at: *https://www.ncbi.nlm.nih.gov/pubmed/21701194*. Accessed October26, 2017.

3) Garcia AI. Caries incidence and costs of prevention programs. J Public Health Dent 1989;49(5 Spec No):259-71. Abstract at: *https://www.ncbi.nlm.nih.gov/pubmed/2810223. Article at: https://deepblue.lib.umich.edu/handle/2027.42/66226*. Accessed October 26, 2017.

4) Milgrom P, Reisine S. Oral health in the United States: the post-fluoride generation. Annu Rev Public Health 2000;21:403-36. Abstract at: *https://www.ncbi.nlm.nih.gov/pubmed/10884959*. Accessed October 26, 2017.

5) Centers for Disease Control and Prevention. Ten great public health achievements--United States, 1900-1999. MMWR 1999;48(12):241-3. Available at: *https://www.cdc.gov/mmwr/preview/mmwrhtml/00056796.htm*. Accessed October 26, 2017.

6) Centers for Disease Control and Prevention. Fluoridation of drinking water to prevent dental caries. MMWR 1999;48(41):933-40. Available at: *https://www.cdc.gov/mmwr/preview/mmwrhtml/mm4841a1.htm*. Accessed October 26, 2017.

7) Jeffcott GF. United States Army. Dental service in World War II. Chapter VI. Operation of the dental service-general considerations. Medical Department. United States. Army. Office of the Surgeon General. Department of the Army. Washington, D.C. 1955. Available at: *http://history.amedd.army.mil/booksdocs/wwii/dental/DEFAULT.htm*. Accessed October 26, 2017.

8) McClure FJ. Water fluoridation: the search and the victory. Bethesda, MD: National Institute of Dental Research; 1970. Available at: *https://www.dentalwatch.org/fl/mcclure.pdf*. Accessed October 28, 2017.

9) U.S. Department of Health and Human Services, Public Health Service. Surgeon General C. Everett Koop. Surgeon General urges adoption of fluoridation. Water fluoridation. J Public Health Dent 1983;43(2):185.

10) U.S. Department of Health and Human Services. Oral health in America: a report of the Surgeon General. Rockville, MD: U.S. Department of Health and Human Services, National Institute of Dental and Craniofacial Research, National Institutes of Health; 2000. Available at: *https://profiles.nlm.nih.gov/ps/retrieve/ResourceMetadata/NNBBJT*. Accessed October 28, 2017.

11) U.S. Department of Health and Human Services, Public Health Service. Surgeon General David Satcher. Statement on community water fluoridation. Office of the Surgeon General. Rockville, MD; 2001. Available at: *https://www.cdc.gov/fluoridation/guidelines/surgeons-general-statements.html*. Accessed October 28, 2017.

12) U.S. Department of Health and Human Services. A national call to action to promote oral health. Rockville MD: U.S. Department of Health and Human Services, Public Health Service, Centers for Disease Control and Prevention, National Institutes of Health, National Institute of Dental and Craniofacial Research. NIH Publication 03-5303, May 2003. Available at: *https://www.nidcr.nih.gov/DataStatistics/SurgeonGeneral/NationalCalltoAction*. Accessed October 28, 2017.

13) U.S. Department of Health and Human Services, Public Health Service. Surgeon General Richard H. Carmona. Statement on community water fluoridation. Office of the Surgeon General. Rockville, MD. 2004. Available at: *https://www.cdc.gov/fluoridation/guidelines/surgeons-general-statements.html*. Accessed October 28, 2017.

14) U.S. Department of Health and Human Services, Public Health Service. Surgeon General Regina M. Benjamin. Statement on community water fluoridation. Office of the Surgeon General. Rockville, MD. 2013. Available at: *https://www.cdc.gov/fluoridation/guidelines/surgeons-general-statements.html*. Accessed October 28, 2017.

15) U.S. Department of Health and Human Services, Public Health Service. Surgeon General Vivek H. Murthy. Statement on community water fluoridation. (Video). Washington, D.C. 2016. Available at: *https://www.youtube.com/watch?list=PL050E3432C9D6BE2B&v=VPEu00-gW2I*. Accessed October 28, 2017.

16) U.S. Department of Health and Human Services, Public Health Service. Surgeon General Vivek H. Murthy. Statement on community water fluoridation. Office of the Surgeon General. Rockville, MD. 2016. Available at: *https://www.cdc.gov/fluoridation/guidelines/surgeons-general-statements.html*. Accessed October 28, 2017.

17) U.S. Department of Health and Human Services. Office of Disease Prevention and Health Promotion. *HealthyPeople.gov.* Healthy People 2020. About healthy people. Available at: *https://www.healthypeople.gov/2020/About-Healthy-People*. Accessed October 26, 2017.

18) U.S. Department of Health and Human Services. Office of Disease Prevention and Health Promotion. *HealthyPeople.gov.* Healthy People 2020. Topics and Objectives. Oral health objectives. Available at: *https://www.healthypeople.gov/2020/topics-objectives/topic/oral-health/objectives*. Accessed October 26, 2017.

19) Centers for Disease Control and Prevention. Community Water Fluoridation. Fluoridation statistics. 2014. Available at: *https://www.cdc.gov/fluoridation/statistics/2014stats.htm*. Accessed October 26, 2017.

20) The Community Guide. About the community guide. Available at: *https://www.thecommunityguide.org/about/about-community-guide*. Accessed October 26, 2017.

21) The Community Guide. Dental Caries (Cavities): Community Water Fluoridation. Snapshot. Available at: *https://www.thecommunityguide.org/findings/dental-caries-cavities-community-water-fluoridation*. Accessed October 26, 2017.

22) U.S. Department of Health and Human Services. Promoting and enhancing the oral health of the public: HHS oral health initiative. 2010. Available at: *www.hrsa.gov/sites/default/files/oralhealth/hhsinitiative.pdf*. Accessed October 26, 2017.

23) U.S. Department of Health and Human Services. Office of the Surgeon General. National Prevention Council. National prevention strategy. Washington, D.C. The National Academies Press. 2011. Available at: *https://www.surgeongeneral.gov/priorities/prevention/strategy/index.html*. Accessed October 28, 2017.

24) Institute of Medicine of the National Academies. Advancing oral health in America. Washington, D.C. The National Academies Press. 2011. Available at: *http://www.nationalacademies.org/hmd/reports/2011/advancing-oral-health-in-america.aspx*. Accessed October 26, 2017.

25) U.S. Department of Health and Human Services, Office of Disease Prevention and Health Promotion. *Healthy people.gov.* Healthy People 2020. Disparities. Available at: *https://www.healthypeople.gov/2020/about/foundation-health-measures/Disparities*. Accessed October 26, 2017.

26) Watt RG. From victim blaming to upstream action: tackling the social determinants of oral health inequalities. Community Dental Oral Epidemiology 2007;35(1):1-11. Abstract at: *https://www.ncbi.nlm.nih.gov/pubmed/17244132*. Accessed October 26, 2017.

27) Locker D. Deprivation and oral health: a review. Community Dent Oral Epidemiol 2000;28(3):161-9. Abstract at: *https://www.ncbi.nlm.nih.gov/pubmed/10830642*. Accessed October 26, 2017.

28) Burt BA. Fluoridation and social equity. J Public Health Dent 2002; 62(4):195-200. Abstract at: *https://www.ncbi.nlm.nih.gov/pubmed/12474623*. Accessed October 24, 2017.

29) Cho HJ, Lee HS, Paik DI, Bae KH. Association of dental caries with socioeconomic status in relation to different water fluoridation levels. Community Dent Oral Epidemiol 2014;42(6):536-42. Abstract at: *https://www.ncbi.nlm.nih.gov/pubmed/24890821*. Accessed October 26, 2017.

30) McGrady MG, Ellwood RP, Maguire A, Goodwin M, Boothman N, Pretty IA. The association between social deprivation and the prevalence and severity of dental caries and fluorosis in populations with and without water fluoridation. BMC Public Health 2012;12:1122-39. Abstract at: *https://*

www.ncbi.nlm.nih.gov/pubmed/23272895. Article at: https://www.ncbi.
nlm.nih.gov/pmc/articles/PMC3543717. Accessed October 26, 2017.

31) Jones CM, Worthington H. Water fluoridation, poverty and tooth decay in
12-year-old children. J Dent 2000;28(6):389-93. Abstract at: https://
www.ncbi.nlm.nih.gov/pubmed/10856802. Accessed October 26, 2017.

32) Jones CM, Worthington H. The relationship between water fluoridation and
socioeconomic deprivation on tooth decay in 5-year-old children. Br Dent
J 1999;186(8):397-400. Abstract at: https://www.ncbi.nlm.nih.gov/
pubmed/9329305. Accessed October 26, 2017.

33) Slade GD, Spencer AJ, Davies MJ, Stewart JF. Influence of exposure to
fluoridated water on socioeconomic inequalities in children's caries experience.
Community Dent Oral Epidemiol 1996;24(2):89-100. Abstract at: https://
www.ncbi.nlm.nih.gov/pubmed/8654039. Accessed October 26, 2017.

34) Provart S, Carmichael C. The relationship between caries, fluoridation
and material deprivation in five-year old children in County Durham.
Community Dent Health 1995;12(4):200-3. Abstract at: https://www.
ncbi.nlm.nih.gov/pubmed/8536081. Accessed October 26, 2017.

35) Ellwood RP, O'Mullane DM. The association between area deprivation and
dental caries in groups with and without fluoride in their drinking water.
Community Dent Health 1995;12(1):18-22. Abstract at: https://www.
ncbi.nlm.nih.gov/pubmed/7697558. Accessed October 26, 2017.

36) Institute of Medicine of the National Academies. Improving access to oral
health care for vulnerable and underserved populations. Washington,
D.C. The National Academies Press. 2011. Available at: http://
nationalacademies.org/HMD/Reports/2011/Improving-Access-to-
Oral-Health-Care-for-Vulnerable-and-Underserved-Populations.aspx.
Accessed October 28, 2017.

37) American Dental Association. Fluoridation of water supplies.
(Trans.1950:224) 1950.

38) American Dental Association. Policy on fluoridation of water supplies.
(Trans.2015:274) 2015. Available at: http://www.ADA.org/en/public-
programs/advocating-for-the-public/fluoride-and-fluoridation/ada-
fluoridation-policy. Accessed October 26, 2017.

39) National Dental Association. Membership. Available at: http://www.
ndaonline.org/membership. Accessed October 26, 2017.

40) National Dental Association. Position on water fluoridation. 2012. Available
at: http://www.ndaonline.org/position-on-water-fluoridation. Accessed
October 26, 2017.

41) Hispanic Dental Association. Advocacy: HDA Working for You. Community
Water Fluoridation. Hispanic Dental Association endorses community
fluoridation. Available at: http://hdassoc.org/about-us/advocacy.
Accessed October 26, 2017.

42) American Academy of Pediatrics. AAP core values. Available at: https://
www.aap.org/en-us/about-the-aap/aap-facts/Pages/Strategic-Plan. aspx.
Accessed October 26, 2017.

43) American Academy of Pediatrics Section on Oral Health. Maintaining and
improving the oral health of young children. Pediatrics 2014;134(6):1224-
9. Abstract at: https://www.ncbi.nlm.nih.gov/pubmed/25422016.
Accessed October 28, 2017.

44) American Medical Association. About us. 2017. Available at: https://www.
ama-assn.org/about. Accessed October 26, 2017.

45) McKay FS. The fluoridation of public water supplies. Ann Dent
1951;10(3):87-9.

46) American Medical Association. Water fluoridation H-440.972. In: American
Medical Association Policy Finder. Available at: https://www.ama-assn.
org/about-us/policyfinder. Accessed October 28, 2017.

47) American Public Health Association. About APHA. 2017. Available at:
https://www.apha.org/about-apha. Accessed October 26, 2017.

48) American Public Health Association. Policy 5005. Fluoridation of public water
supplies. 1950 Jan 01. Available at: https://www.apha.org/policies-and-
advocacy/public-health-policy-statements. Accessed August 23, 2017.

49) American Public Health Association. Policy 20087. Community water
fluoridation in the United States. 2008 Oct 28. Available at: https://www.
apha.org/policies-and-advocacy/public-health-policy-statements.
Accessed August 23, 2017.

50) World Health Organization. About WHO. The guardian of global health.
Available at: http://www.who.int/about/what-we-do/global-guardian-
public-health/en. Accessed October 25, 2017.

51) World Health Organization. Fluoridation and dental health. (WHA22.30).
1969 Jul 23. Available at: http://apps.who.int/iris/handle/10665/91255.
Accessed October 28, 2017.

52) WHO Expert Committee on Oral Health Status and Fluoride Use. Fluorides
and oral health: report of a WHO expert committee on oral health status
and fluoride use. WHO Tech Rep Ser 1994;846:1-37. Available at: http://
apps.who.int/iris/bitstream/10665/39746/1/WHO_TRS_846.pdf.
Accessed October 28, 2017.

53) Petersen PE, Lennon MA. Effective Use of fluorides for the prevention of
dental caries in the 21st century: the WHO approach. Community Dent
Oral Epidemiol 2004;32(5):319-21. Abstract at: https://www.ncbi.nlm.
nih.gov/pubmed/15341615. Accessed October 26, 2017.

54) Petersen PE. World Health Organization global policy for improvement of
oral health--World Health Assembly 2007. Int Dent J 2008;58(3):115-21.
Abstract at: https://www.ncbi.nlm.nih.gov/pubmed/18630105.
Accessed October 26, 2017.

55) Petersen PE, Ogawa H. Prevention of dental caries through the use of
fluoride--the WHO approach. Community Dent Health 2016;33(2):66-8.

56) 2013 Pulitzer Prizes. Journalism. Editorial Writing. Available at: http://
www.pulitzer.org/prize-winners-by-year/2013. Accessed October 26,
2017.

57) Safe Water Association, Inc. v. City of Fond du Lac, 184 Wis.2d 365,
516, N.W. 2d 13. (Wis. Ct. App. 1994). Available at: http://fluidlaw.org/
caselaw/safe-water-association-inc-v-city-fond-du-lac. Accessed October 28,
2017.

58) Block LE. Antifluoridationists persist: the constitutional basis for fluoridation.
J Public Health Dent 1986;46(4):188-98. Abstract at: https://www.ncbi.
nlm.nih.gov/pubmed/3465958. Accessed October 26, 2017.

59) Christoffel T. Fluorides, facts and fanatics: public health advocacy shouldn't
stop at the courthouse door. Am J Public Health 1985;75(8):888-91.
Abstract at: https://www.ncbi.nlm.nih.gov/pubmed/4025650. Article
at: https://www.ncbi.nlm.nih.gov/pmc/articles/PMC1646352. Accessed
October 26, 2017.

60) McMenamin JP. Fluoridation of water in Virginia: the tempest in the teapot.
J Law Ethics Dent 1988;1(1):42-6.

61) Roemer R. Water fluoridation: public health responsibility and the democratic
process. Am J Public Health Nations Health 1965;55(9):1337-48. Article
at: https://www.ncbi.nlm.nih.gov/pmc/articles/PMC1256473. Accessed
October 26, 2017.

62) Strong GA. Liberty, religion, and fluoridation. J Am Dent Assoc 1968;76(6):
1398-409.

63) Easlick KA. An appraisal of objections to fluoridation. J Am Dent Assoc
1962;65(5):868-93.

64) McNeil DR. The fight for fluoridation. New York: Oxford University Press;
1957.

65) Newbrun E. The fluoridation war: a scientific dispute or a religious
argument? J Public Health Dent 1996;56(5 Spec No):246-52. Abstract at:
https://www.ncbi.nlm.nih.gov/pubmed/9034969. Accessed October 26,
2017.

66) Scott DB. The dawn of a new era. J Public Health Dent 1996;56(5
Spec No):235-8. Abstract at: https://www.ncbi.nlm.nih.gov/pubmed/
9034966. Accessed October 26, 2017.

67) Lamberg M, Hausen H, Vartiainen T. Symptoms experienced during
periods of actual and supposed water fluoridation. Community Dent Oral
Epidemiol 1997;25(4):291-5. Abstract at: https://www.ncbi.nlm.nih.gov/
pubmed/9332806. Accessed October 26, 2017.

68) Hazard vs outrage: public perception of fluoridation risks. J Public Health
Dent 1990;50(4):285-7.

69) Reekies D. Fear of fluoride. Br Dent J 2017;222(1):16-18. Abstract at:
https://www.ncbi.nlm.nih.gov/pubmed/28084346. Accessed October
26, 2017.

70) Mertz A, Allukian M Jr. Community water fluoridation on the internet and
social media. J Mass Dent Soc 2014;63(2):32-6. Abstract at: https://
www.ncbi.nlm.nih.gov/pubmed/25230407. Accessed October 26, 2017.

71) Seymour B, Getman R, Saraf A, Zhang LH, Kalenderian E. When advocacy
obscures accuracy online: digital pandemics of public health misinformation

through an antifluoride case study. Am J Public Health 2015;105(3):517-23. Abstract at: *https://www.ncbi.nlm.nih.gov/pubmed/25602893*. Article at: *https://www.ncbi.nlm.nih.gov/pmc/articles/PMC4330844*. Accessed October 26, 2017.

72) Armfield JM. When public action undermines public health: a critical examination of antifluoridationist literature. Aust New Zealand Health Policy 2007;4:25. Abstract at: *https://www.ncbi.nlm.nih.gov/pubmed/18067684*. Article at: *https://www.ncbi.nlm.nih.gov/pmc/articles/PMC2222595*. Accessed October 26, 2017.

73) Daubert v. Merrell Dow Pharmaceuticals, Inc., 509 U.S. 579, 113, S.Ct. 2786 (1993).

74) Neenan ME. Obstacles to extending fluoridation in the United States. Community Dent Health 1996;13 Suppl 2:10-20. Abstract at: *https://www.ncbi.nlm.nih.gov/pubmed/8897746*. Accessed October 26, 2017.

75) Lowry RJ. Antifluoridation propaganda material--the tricks of the trade. Br Dent J 2000;189(10):528-30.

76) Mandel I. A symposium on the new fight for fluorides. J Public Health Dent 1985;45(3):133-79.

77) Lang P, Clark C. Analyzing selected criticisms of water fluoridation. J Can Dent Assoc 1981;47(3):i-xii.

78) Fluoride Action Network. Communities which have rejected fluoridation since 1990. Available at: *http://fluoridealert.org/content/communities*. Accessed October 26, 2017.

79) American Dental Association. U.S. communities voting to adopt fluoridation. 2017. Available at: *http://www.ADA.org/en/public-programs/advocating-for-the-public/fluoride-and-fluoridation/ada-fluoridation-resources*. Accessed October 28, 2017.

80) Centers for Disease Control and Prevention. Fluoridation. Fluoridation growth. Available at: *https://www.cdc.gov/fluoridation/statistics/fsgrowth.htm*. Accessed October 26, 2017.

81) Centers for Disease Control and Prevention. Fluoridation Statistics. 2000. Available at: *https://www.cdc.gov/fluoridation/statistics/2000stats.htm*. Accessed October 26, 2017.

82) American Dental Association. Water fuoridation status of the 50 largest cities in the United States. 2017. Available at: *http://www.ADA.org/en/public-programs/advocating-for-the-public/fluoride-and-fluoridation/ada-fluoridation-resources*. Accessed October 28, 2017.

83) U.S. Department of Health and Human Services. Archive Healthy People 2010. 21 Oral health. Available at: *http://www.healthypeople.gov/2010/Document/HTML/Volume2/21Oral.htm*. Accessed October 28, 2017.

84) Frazier PJ. Fluoridation: a review of social research. J Public Health Dent 1980;40(3):214-33.

85) Margolis FJ, Cohen SN. Successful and unsuccessful experiences in combating the antifluoridationists. Pediatrics 1985;76(1):113-8. Abstract at: *https://www.ncbi.nlm.nih.gov/pubmed/4011342*. Accessed October 26, 2017.

86) Easley MW. The new antifluoridationists: who are they and how do they operate? J Public Health Dent 1985;45(3):133-41. Abstract at: *https://www.ncbi.nlm.nih.gov/pubmed/3861861*. Accessed October 26, 2017.

87) Wulf CA, Hughes KF, Smith KG, Easley MW. Abuse of the scientific literature in an antifluoridation pamphlet. Columbus OH: American Oral Health Institute Press; 1988. Available at: *http://www.cyber-nook.com/water/AbuseOfTheScientificLiteratureInAnAntifluoridationPamphlet.htm*. Accessed October 28, 2017.

88) ADA/ASTDD/CDC. Fluoridation awards. Available at: *http://www.ADA.org/en/public-programs/advocating-for-the-public/fluoride-and-fluoridation/ada-fluoridation-resources/fluoridation-awards*. Accessed October 26, 2017.

89) British Fluoridation Society. One in a million: the facts about fluoridation. Third edition. 2012. Available at: *https://www.bfsweb.org/one-in-a-million*. Accessed October 26, 2017.

90) O'Mullane DM, Baez RJ, Jones S, Lennon MA, Petersen PE, Rugg-Gunn AJ, Whelton H, Whitford GM. Fluoride and oral health. Community Dent Health 2016;33(2):69-99. Abstract at: *https://www.ncbi.nlm.nih.gov/pubmed/27352462*. Accessed October 26, 2017.

91) Australian Government. National health and medical research council public statement: efficacy and safety of fluoridation. 2007. Available at: *https://www.nhmrc.gov.au/guidelines-publications/eh41*. Accessed October 26, 2017.

92) Public Health England. Water fluoridation: health monitoring report for England 2014. Available at: *https://www.gov.uk/government/publications/water-fluoridation-health-monitoring-report-for-england-2014*. Accessed October 26, 2017.

93) Sutton M, Kiersey R, Farragher L, Long J. Health effects of water fluoridation: an evidence review. 2015. Ireland Health Research Board. Available at: *http://www.hrb.ie/publications/hrb-publication/publications//674*. Accessed October 26, 2017.

94) Royal Society of New Zealand and the Office of the Prime Minister's Chief Science Advisor. Health effects of water fluoridation: a review of the scientific evidence. 2014. Available at: *http://royalsociety.org.nz/what-we-do/our-expert-advice/all-expert-advice-papers/health-effects-of-water-fluoridation*. Accessed October 26, 2017.

95) Scientific Committee on Health and Environment Risks (SCHER) of the European Commission. Critical review of any new evidence on the hazard profile, health effects, and human exposure to fluoride and the fluoridating agents of drinking water. 2011. Available at: *http://ec.europa.eu/health/scientific_committees/opinions_layman/fluoridation/en/l-3/index.htm*. Accessed October 26, 2017.

96) U.S. Department of Health and Human Services. Federal Panel on Community Water Fluoridation. U.S. Public Health Service recommendation for fluoride concentration in drinking water for the prevention of dental caries. Public Health Rep 2015;130(4):318-331. Article at: *https://www.ncbi.nlm.nih.gov/pmc/articles/PMC4547570*. Accessed October 26, 2017.

97) European Commission. Drinking water directive. (Council Directive 98/83/EC of 3 November 1998). Available at: *http://ec.europa.eu/environment/water/water-drink/legislation_en.html*. Accessed October 26, 2017.

98) Marthaler TM. Water fluoridation results in Basel since 1962: health and political implications. J Public Health Dent 1996;56(5 Spec No):265-70. Abstract at: *https://www.ncbi.nlm.nih.gov/pubmed/9034972*. Accessed October 26, 2017.

費　用

💧 質問68　水道水フロリデーションは，費用対効果と費用節減に優れたう蝕予防方法ですか？

答

　はい．他のう蝕予防プログラムの費用と比較すると，水道水フロリデーションは米国の小児と成人の双方に，最も費用対効果に優れたう蝕予防手段です．15年以上前から，数多くの研究によって，フロリデーションの恩恵を経済的価値（ドル換算）で評価しようと試みられて来ました．これらの研究は，実施年（ドル価値の変動），地域や人口，研究方法もさまざまですが，共通する結論は以下の2つです．1）フロリデーションは，供給人口が1,000人以上であれば，経済的利益が費用を上回ります．2）給水人口が増加すると，スケールメリット*が生じ，恩恵費用比（費用あたりに生じる恩恵）は大きくなります．

事実

　水道水フロリデーションにかかる費用は，以下の要因により，地域ごとに異なります[1]．

1. 地域の規模（給水人口と水の使用量）
2. 上水道へフッ化物を添加する装置（各注入ポイントに対応）の数
3. フッ化物を添加して濃度を監視する設備の種類と総数
4. 0.7 mg/L に調整するために用いるフッ化物の種類と総量；フッ化物の価格，輸送と保管にかかる費用，等
5. 上水道施設従業員の専門的技術と選好

　2016年，コロラド大学公衆衛生学部の研究により，2013年の米国で給水人口1,000人以上の水道水フロリデーションを利用した地域を対象に，フロリデーションの費用，節減，純節減（節約から投資を引いた差），投資収益率（節減を投資で割った商）のモデルが作成されました[2]．本研究によれば，2013年に1,000人以上のフロリデーションを利用する給水人口は，2億1,100万人以上であり，フロリデーションによるう蝕の減少により68億ドル，1人あたり32.19ドルが節減された，と推定されました．フロリデーションの費用は3億2,400万ドルと推定され，これに基づき，純節減は65億ドル，投資収益率（ROI）は平均20（給水人口1,000人で15.5，1万人では26.2）と推定されました．しかし，フロリデーションの1人あたりの費用は，前段に述べた多くの要因に左右され，地域の規模により大きく変動することに注意してください．これらの要因のため，研究者は地域に上水道の年間費用と治療を回避することによる年間1人あたり節減費用（32.19ドル）を比較した上で，政策決定するように促しています．研究では，2013年の2億1,100万人がフロリデーションを利用している一方で，給水人口1,000人以上の上水道でフロリデーションを利用していない人も7,800万人以上にのぼることを指摘しています．もしこれらの上水道がフロリデーションされていたなら，う蝕の減少により，さらに25億ドルが節減された可能性があることも示唆しています[2]．

　フロリデーションの経済的利益は，2002年のレビューの改訂を目指した2013年の地域予防医療研究班によるシステマティックレビュー[3]でも再確認され，フロリデーションは経済的な節減になるということが示されました[4]．2013年のレビューによれば，最新のエビデンスは，引き続きフロリデーションは，その費用を上回る経済的利益を示しています．レビューは，費用便益比（費用あたりに生じる便益）は地域の人口に応じて増加することについても指摘しています．

---

* economies of scale は「規模の経済」です．規模が大きくなるに従い費用低減，好循環が生まれることの表現．

一般に，フロリデーション地域では，う蝕が減少するためにう蝕治療のニーズは低くなります．そのため，概してフロリデーション地域の住民は，生涯を通じて（充塡などの）歯科修復医療費は少なくなります．2005年の研究[5]では，コロラド州のフロリデーションの費用と節減された医療費を試算しています．この研究では，水道水フロリデーション未実施地域が水道水フロリデーションを始めた場合に節減される医療費についても試算しています．この研究によれば，水道水フロリデーションは，1ドルあたり61ドルのう蝕治療費の節減になると推定されています．州全体では，水道水フロリデーションで年間約1億5,000万ドルの節減を示しており，さらにコロラド州のフロリデーション未実施の52カ所の水道施設にフロリデーションを導入するならば，年に5,000万ドル近くの節減になると見込まれます[5]．

う蝕の初期治療に使われる歯科材料には，アマルガム（銀色）やレジン（歯冠色；白）などさまざまな種類があります．前述の2016年の研究[2]で，最もよく使われた材料は永久歯臼歯部（奥歯）の2歯面修復におけるレジンでした[6]．米国では，一般歯科でのレジンによる永久歯2歯面修復費用は165から305ドル**であることを考えれば，フロリデーションは大幅に歯科医療費の節減を明白に示しています．1本の歯を治療する費用で，生涯にわたって必要な水道水フロリデーションの費用を賄うことができます．

> 1本の歯を治療する費用で，生涯にわたって必要な水道水フロリデーションの費用を賄うことができます．

歯科医療費は，全員が負担をしています．治療が必要な人だけではなく，健康保険料と税金の上乗せという形で，地域全体が負担しています．う蝕を減らすことで，歯科医療費を節減し，住民の口腔保健を改善し，お金を節約する，これらは地域で達成できることです．医療費の高騰に伴い，フロリデーションは，引き続き歯科治療を節減する公衆衛生施策であり，地域のすべての住民に恩恵をもたらします．

> 治療が必要な人だけではなく，健康保険料と税金の上乗せという形で，地域全体が負担しています．う蝕を減らすことで，歯科医療費を節減し，住民の口腔保健を改善し，お金を節約する，これらは地域で達成できることです．

歯科医療費は，患者だけではなく，保健所，診療所，健康保険料，軍隊，そして公的支援による医療プログラムといった事業を通じて，一般の人々によっても頻繁に支払われているため，フロリデーションは経済的観点からも重要です[7]．たとえば，2010年に公表されたニューヨーク州の研究では，2006年のう蝕に関連したメディケイド（低所得者などを対象とした政府による医療給付制度）の統計についてみると，フロリデーション未実施地の修復と歯内療法，抜歯の請求件数は，フロリデーション地区と比較して33.4％多いことが明らに示されています[8]．

フロリデーションは，単にう蝕を減らすだけではなく，全身の健康にも恩恵があります．フロリデーションは，不必要な感染，痛み，苦痛，歯の喪失を防ぎ，とりわけ入院して外科処置や応急処置を伴うケースを含む，莫大な歯科治療費を節減します．

ルイジアナ州での研究[9]では，水道水フロリデーション未実施地区に住む1〜5歳のメディケイド対象児は，水道水フロリデーション地区に住む同対象児と比較して，歯科受診をする割合は3倍，1人あたりの歯科治療費は約2倍でした．この研究では，水道水フロリデーションだけではなく，地区ごとの個人平均所得，人口，ならびに歯科医師数を考慮した調整による統計処理が行われています[9]．

フロリデーションは，う蝕を予防することで，歯痛やう蝕関連疾患のため高額な治療費のかかる緊急治療室（Emergency rooms：ERs）使用の機会を減らす役割もあります．ほとんどの一般病院には，包括的歯科治療はもちろん，応急処置をする設備も人員配置もありません．多くの患者は，抗生物質や鎮

**上記の調査データ（165から305ドル）は治療費を設定するものとして解釈されるべきではなく，またその目的に使われるべきではありません．歯科医師は，診療と市場に基づき，治療費を設定しなければなりません．米国歯科医師会（ADA）は，歯科医師が，治療費などに関して違法な価格協定（カルテル）を結ぶことを禁止しています．

痛薬を渡されるだけで，原因である歯のトラブルは解決されません．多くのケースで，数日後に患者は同じ症状あるいはより悪化した状態で救急治療室（ER）に戻ってきます．

フッ化物洗口，フッ化物タブレット，医療従事者によるフッ化物歯面塗布，歯科保健教育，シーラント処置などの学校単位のう蝕予防活動は有益ですが，水道水フロリデーションほどの費用対効果はありません[10]．1985年に，国家予防歯科実証プログラム[10]は，学校単位での予防歯科サービスのさまざまなタイプと組み合わせを分析し，これらの予防プログラムのタイプのコストと有効性を判定しました．全国から10地区が選ばれました．5地区は水道水フロリデーションされ，別の5地区は水道水フロリデーションされていませんでした．2年生と5年生の延べ2万人以上が4年間の研究対象となりました．児童は以下のグループの一つまたは複数のグループに地区ごとに割り当てられました：

・クラス単位で隔週ごとに行うブラッシング，フロッシング，および家庭でのフッ化物配合歯磨剤の支給と歯科衛生授業（年10回）を受けた群；
・クラス単位，毎日，フッ化物錠剤服用（非フロリデーション地域内）群；
・学校内での週一回フッ化物洗口群；
・学校内での専門家によるフッ化物歯面塗布群；
・学校内での専門家によるシーラント処置群；
・対照群[10]．

4年後に，ベースライン調査対象児の約50％が再検査されました．この研究では，水道水フロリデーションの有用性と有効性を確認しました．水道水フロリデーション地域の児童では，同一の予防手段が実施された非水道水フロリデーション地域の児童と比較して，おおむね，う蝕は少ない結果でした．さらに，シーラント処置は有効な予防方法であると判定されましたが，シーラントプログラムの費用は，水道水フロリデーション費用よりも大幅に高く，フロリデーションは最も費用対効果に優れたう蝕予防方法であると確認されました[10]．

政策決定者は，予算のバランスをとる努力の中で，「一文惜しみの百失い」と呼ばれる経済的選択をすることがあります．確かに，支出を削減すれば，お金の節約になります．しかし，その行動の結果について

の長期的な見方（あるいは，大局を見ること）を取り損なうことがあります．今，どのようにお金を使えば，将来大きな節減が可能であるのかを理解していません．水道水フロリデーションの実施や継続のための予算を削減することは，その一例でしょう．しばしば，政策決定者はフロリデーションの代替策の有望さに惑わされます．それが誰を守るのか（守らないのか），どのように施行されるのか，費用はどれほどなのかを考慮することはありません．そのようなフロリデーションの代替策には，学校単位のフッ化物洗口，フッ化物サプリメント，フッ化物バーニッシュ，医療従事者によるフッ化物歯面塗布があります．しばしば，「無料」の歯ブラシやフッ化物配合歯磨剤を配布するといった歯科保健教育プログラムがフロリデーションの代替策としてあげられます．これらのプログラムはすべて有益ですが，フロリデーションほどの費用対効果はありません．プログラムを施行するためには，通常，追加の人員と受益者の行動が必要となり，管理と供給のための費用が跳ね上がります．また，これらのプログラムは，通常，小児のみを対象としているため，成人のう蝕予防には恩恵がありません．フロリデーションは，小児であれ成人であれ，地域のすべての住民に恩恵があり，また費用対効果に優れています．

2016年に開始した米国疾病管理センター（CDC）の「健康への影響5カ年計画（HI-5）」[11]には，1）健康に有益な影響があり，2）5カ年の実績があり，3）生涯にわたり，あるいは短期的にも費用効果に優れ，あるいは費用節減になると報告されている，地域単位の施策を紹介しています．フロリデーションは，5カ年計画HI-5における地域施策の1つです．地域に住み，学び，勤め，遊ぶすべての人々に影響を及ぼすため，人々の健康維持に役立つ可能性が大きいのです．フロリデーションの効果を実証する上で，難しい部分もあります[12]．その恩恵は，すぐには現れないからです．フロリデーションによる費用節減は，数年後から大きくなると予想されます．う蝕の最も顕著な減少は，乳歯と6歳頃から生え始める永久歯を含めて生涯にわたりフロリデーションの恩恵に与る小児に期待されるでしょう．主要な飲料水がフロリデーションされていない地域で，う蝕リスクが高いと診断され，フッ化物サプリメントを服用

していた小児では，通常，6カ月から16歳まで推奨される処方の必要がなくなるので，当該地域で新たにフロリデーションが導入される際に，より即時的な費用節減が実現されます．

う蝕予防には以下のような恩恵があります．

・歯痛からの解放
・より自信に満ちた自己表現ができる
・歯の喪失の減少
・歯の喪失による歯列不正の減少
・根管治療のニーズの減少
・クラウン，ブリッジ，床義歯，インプラントのニーズの減少
・歯痛や歯科受診による通学や勤務時間損失の減少
　これらの恩恵は，経済的に換算しにくいのですが，とても重要です[13,14]．

フロリデーションは引き続き，上水道施設の完備した米国やその他の国々において，最も費用対効果に優れ，最も実践的なう蝕予防施策です．フロリデーションは，実質的に，経費よりも節減費用の方が大きい，数少ない公衆衛生施策の1つです[13,15~17]．

💧 質問69　飲料水には僅かしか使用しないのに，上水道全体をフロリデーションするのは，なぜですか？

答

飲用する水だけを処理するよりも，上水道系全体にフロリデーションを実施する方が，より現実的で安上がりだからです．

事実

上水道は，食器洗い，洗車，芝生散水，調理や飲用の用途にかかわらず，地域に供給するすべての水を，沈殿，ろ過，消毒，あるいはフロリデーションにより，同じ高い水準で処理しています．供給するすべての水を沈殿，ろ過，消毒，あるいはフロリデーションする必要はありませんが，同じ水準で処理する方がより実践的で費用効率に優れているのです．

米国では上水処理に40種以上の化学物質，添加剤を用いますが，フッ化物はその1つにすぎません．その多くの処理剤は，臭気や味の改善，自然な濁りの防止，衣服と陶磁器への着色を防いだりするためといった審美性と利便性の点から添加されています[18]．水道水フロリデーションの費用は，1人あたりに換算すると非常に安く，すべての上水道をフロリデーションすることは現実的です．飲用水と他の用途（芝生の水やり，洗濯，トイレ）の2系統の上水道を維持することは，法外に高くつき，実際的ではありません．

水の使用，保守と品質に関連する多数の組織は水道水フロリデーションの実践を支持しています．例えば，飲料水の品質と供給の改善を専門とする国際的な非営利の科学教育団体である米国水道協会は，水道水フロリデーションの実践を支持しています[19]．

引用文献

1) Centers for Disease Control and Prevention. Recommendations for using fluoride to prevent and control dental caries in the United States. MMWR 2001;50(No.RR-14):22. Available at: *https://www.cdc.gov/mmwr/preview/mmwrhtml/rr5014a1.htm*. Accessed October 25, 2017.

2) O'Connell J, Rockell J, Ouellet J, Tomar SL, Maas W. Cost and savings associated with community water fluoridation in the United States. Health Aff (Millwood) 2016;35(12):2224-32. Abstract at: h*ttps://www.ncbi.nlm.nih.gov/pubmed/27920310*. Accessed October 25, 2017.

3) Ran T, Chattopadhyay SK. Community Preventive Services Task Force. Economic evaluation of community water fluoridation: a Community Guide systematic review. Am J Prev Med 2016;50(6):790-6. Abstract at: *https://www.ncbi.nlm.nih.gov/pubmed/26776927*. Accessed October 25, 2017.

4) Truman BI, Gooch BF, Sulemana I, Gift HC, Horowitz AM, Evans, Jr CA, Griffin SO, Carande-Kulis VG. Task Force on Community Preventive Services. Reviews of evidence on interventions to prevent dental caries, oral and pharyngeal cancers, and sports-related craniofacial injuries. Am J Prev Med 2002;23(1S):21-54. Abstract at: *https://www.ncbi.nlm.nih.gov/pubmed/12091093*. Accessed October 24, 2017.

5) O'Connell JM, Brunson D, Anselmo T, Sullivan PW. Cost and savings associated with community water fluoridation programs in Colorado. Prev Chronic Dis 2005;2(Spec no A06). Abstract at: *https://www.ncbi.nlm.nih.gov/pubmed/16263039*. Article at: *http://www.cdc.gov/pcd/issues/2005/nov/05_0082.htm*. Accessed October 24, 2017.

6) American Dental Association. 2016 Survey of dental fees. Center for Professional Success. 2016. Available at: *http://success.ADA.org/en/practice-management/finances/survey-of-dental-fees*. Accessed October 24, 2017.

7) White BA, Antczak-Bouckoms AA, Weinstein MC. Issues in the economic evaluation of community water fluoridation. J Dent Educ 1989;53(11):1989. Abstract at: *https://www.ncbi.nlm.nih.gov/pubmed/2509526*. Accessed October 26, 2017.

8) Kumar JV, Adekugbe O, Melnik T. Geographic variation in Medicaid claims for dental procedures in New York State: role of fluoridation under contemporary conditions. Public Health Reports 2010;125(5):647-54. Abstract at: *https://www.ncbi.nlm.nih.gov/pubmed/20873280*. Article at: *https://www.ncbi.nlm.nih.gov/pmc/articles/PMC2925000*. Accessed October 26, 2017.

9) Centers for Disease Control and Prevention. Water fluoridation and costs of Medicaid treatment for dental decay - Louisiana, 1995-1996. MMWR 1999;48(34):753-7. Available at: *https://www.cdc.gov/mmwr/preview/mmwrhtml/mm4834a2.htm*. Accessed October 26, 2017.

10) Klein SP, Bohannan HM, Bell RM, Disney JA, Foch CB, Graves RC. The cost and effectiveness of school-based preventive dental care. Am J Public Health 1985;75(4):382-91. Abstract at: *https://www.ncbi.nlm.nih.gov/pubmed/3976964*. Article at: *https://www.ncbi.nlm.nih.gov/pmc/articles/PMC1646230*. Accessed October 25, 2017.

11) Centers for Disease Control and Prevention. Office of the Associate Director for Policy. Health impact in 5 years. Available at: *https://www.cdc.gov/policy/hst/hi5/index.html*. Accessed October 26, 2017.

12) Kumar JV. Is water fluoridation still necessary? Adv Dent Res 2008;20(1):8-12.

13) U.S. Department of Health and Human Services, Public Health Service. Toward improving the oral health of Americans: an overview of oral status, resources on health care delivery. Report of the United States Public Health Service Oral Health Coordinating Committee. Washington, DC; March 1993. Article at: *https://www.jstor.org/stable/4597481*. Accessed October 28, 2017.

14) Schlesinger E. Health studies in areas of the USA with controlled water fluoridation. In: Fluorides and Human Health. World Health Organization Monograph Series No. 59. Geneva;1970:305-10.

15) U.S. Department of Health and Human Services. For a healthy nation: returns on investment in public health. Washington, DC: U.S. Government Printing Office; August 1994. Available at: *https://archive.org/details/forhealthynation00unse*. Accessed October 28, 2017.

16) Garcia AI. Caries incidence and costs of prevention programs. J Public Health Dent 1989;49(5 Spec No):259-71. Abstract at: *https://www.ncbi.nlm.nih.gov/pubmed/2810223*. Article at: *https://deepblue.lib.umich.edu/handle/2027.42/66226*. Accessed October 26, 2017.

17) Griffin SO, Jones K, Tomar SL. An economic evaluation of community water fluoridation. J Public Health Dent 2001;61(2):78-86. Abstract at: *https://www.ncbi.nlm.nih.gov/pubmed/11474918*. Accessed October 26, 2017.

18) American Water Works Association. Water fluoridation principles and practices. AWWA Manual M4. Sixth edition. Denver. 2016.

19) American Water Works Association. Policy Statement. Fluoridation of public water supplies. 2016. Available at: *https://www.awwa.org/about-us/policy-statements/policy-statement/articleid/202/fluoridation-of-public-water-supplies.aspx*. Accessed October 26, 2017.

──────── 「フロリデーション・ファクツ 2018」の日本語訳担当者 ────────

監訳（Translation Supervisor）
☆小林　清吾＊（KOBAYASHI Seigo）　　　NPO 日 F　JAFCP＊
　田浦　勝彦＊（TAURA Katsuhiko）　　　NPO 日 F　JAFCP＊

翻訳者一覧（Translator）
　南出　　保＊（MINAMIDE Tamotsu）　（Introduction, Q5 ～ 7, Q14 ～ 16, Q27 ～ 33, Q44 ～ 46, Q68, 69）
　　　　　　　　　　　　　　　　　　　まなみ歯科　Manami Dental Office
☆古田美智子＊（FURUTA Michiko）　　　（Q1 ～ 4, Q14 ～ 16）九州大学　Kyushu University
☆松山　祐輔＊（MATSUYAMA Yusuke）　　（Q8 ～ 13）
　　　　　　　　　　　　　　　　　　　東京医科歯科大学　Tokyo Medical and Dental University（TMDU）
☆田口千恵子＊（TAGUCHI Chieko）　　　（Q14 ～ 16, Q24 ～ 26）日本大学松戸歯学部　Nihon University
　　　　　　　　　　　　　　　　　　　School of Dentistry at Matsudo
☆晴佐久　悟＊（HARESAKU Satoru）　　　（Q20 ～ 23, Q41 ～ 43）福岡看護大学　Fukuoka Nursing College
　荒川　浩久＊（ARAKAWA Hirohisa）　　（Q22 ～ 31）神奈川歯科大学　Kanagawa Dental University
☆竹内　研時（TAKEUCHI Kenji）　　　　（Q34, 35）名古屋大学　Nagoya University
　岡部　優花（OKABE Yuka）　　　　　　（Q36, 37）九州大学　Kyusyu University
　平井　城央＊（HIRAI Kunio）　　　　　（Q38 ～ 40）日本医科大学　Nippon Medical School
　深田　孝宏＊（FUKADA Takahiro）　　　（Q44 ～ 46）島根県歯科医師会　Shimane Dental Association
☆濃野　　要（NOHNO Kaname）　　　　　（Q47 ～ 51）新潟大学　Niigata University
　渡辺　真光（WATANABE Masateru）　　（Q47 ～ 51）新潟大学　Niigata University
　八木　　稔＊（YAGI Minoru）　　　　　（Q47 ～ 56）NPO 日 F　JAFCP＊
　筒井　昭仁＊（TSUTSUI Akihito）　　　（Q47 ～ 56）NPO ウェルビーイング附属研究所　Well-Being LAB
　星　真奈実（HOSHI Manami）　　　　　（Q57 ～ 59）東北大学　Tohoku University
　草間　太郎＊（KUSAMA Taro）　　　　　（Q60 ～ 63）東北大学　Tohoku University
　木内　　桜（KIUCHI Sakura）　　　　　（Q64 ～ 67）東北大学　Tohoku University
☆相田　　潤＊（AIDA Jun）　　　　　　　（Q57 ～ 67）東北大学　Tohoku University
　　　　　　　　　　　　　　　　　　　東京医科歯科大学　Tokyo Medical and Dental University（TMDU）

☆ Committee on Fluoride Application for Dental Caries Prevention
　（一社）日本口腔衛生学会フッ化物応用委員会
＊（NPO 日 F）Japanese Association of Fluoride for Caries Prevention（JAFCP）
　　　　特定非営利活動法人　日本フッ化物むし歯予防協会

　これまで発行された Fluoridation Facts の日本語訳は以下の通りです．本書の作成にあたり，参考にさせ
ていただきました．
　　1993 年版　磯崎篤則，木本一成，眞木吉信，筒井昭仁，八木　稔（境　脩　監修）
　　1999 年版　川崎浩二，山下文夫，長崎大学歯学部予防歯科学教室一同
　　2005 年版　小林清吾，田浦勝彦，境　脩　監訳　米国フロリデーション 60 周年記念参加者一同